LETTRES

PHILOSOPHIQUES ET HISTORIQUES

SUR

LA MÉDECINE

AU DIX-NEUVIÈME SIÈCLE,

PAR

Le Docteur P.-V. RENOUARD.

SECONDE ÉDITION REVUE ET CORRIGÉE.

PARIS

J.-B. BAILLIÈRE et FILS,

LIBRAIRES DE L'ACADÉMIE IMPÉRIALE DE MÉDECINE,

RUE HAUTEFEUILLE, 19.

LONDRES,	NEW-YORK,
H. BAILLIÈRE, 290, Broadway.	H. BAILLIÈRE, 219, Regent-Street.

MADRID, C. BAILLY-BAILLIÈRE, 11, CALLE DEL PRINCIPE.

1857

T 2.
19.
A.

LETTRES

SUR

LA MÉDECINE.

TRAVAUX DU MÊME AUTEUR

CHEZ J.-B. BAILLIÈRE et FILS,

HISTOIRE DE LA MÉDECINE

DEPUIS SON ORIGINE JUSQU'AU DIX-NEUVIÈME SIÈCLE.

Paris, 1846, 2 vol. in-8, 12 fr.

Cet ouvrage est divisé en *huit périodes*, qui comprennent : I. Période primitive ou distincte, finissant à la ruine de Troie, l'an 1184 avant J. C. ; II. Période sacrée ou mystique. finissant à la dispersion de la société pythagoricienne, 500 ans avant J. C. ; III. Période philosophique, finissant à la fondation de la bibliothèque d'Alexandrie, 300 ans avant J. C.; IV. Période anatomique, finissant à la mort de Galien, l'an 209 de l'ère chrétienne; V. Période grecque, finissant à l'incendie de la bibliothèque d'Alexandrie. l'an 640 ; VI. Période arabique, finissant à la renaissance des lettres en Europe, l'an 1400 ; VII. Période érudite, comprenant le quinzième et le seizième siècle; VIII. Période réformatrice, comprenant les dix-septième et dix-huitième siècles.

QUELQUES REMARQUES

THÉORIQUES ET PRATIQUES

SUR LA FIÈVRE TYPHOIDE

Paris, 1855, in-8 de 23 pages.

PARIS. — IMP. DE SIMON RAÇON ET COMP., RUE D'ERFURTH, 1.

LETTRES

PHILOSOPHIQUES ET HISTORIQUES

SUR

LA MÉDECINE

AU DIX-NEUVIÈME SIÈCLE.

PAR

Le Docteur P.-V. RENOUARD.

SECONDE ÉDITION REVUE ET CORRIGÉE.

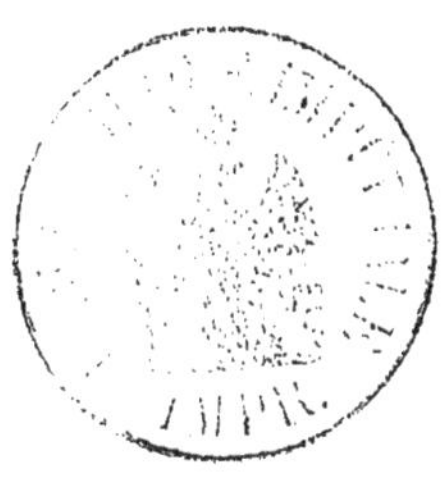

PARIS

J.-B. BAILLIÈRE et FILS,

LIBRAIRES DE L'ACADÉMIE IMPÉRIALE DE MÉDECINE,

RUE HAUTEFEUILLE, 19

Londres,	**New-York,**
H. BAILLIÈRE, 219, Regent-Street.	H. BAILLIÈRE, 290, Broadway.

MADRID, C. BAILLY-BAILLIÈRE, 11, CALLE DEL PRINCIPE.

1857

LETTRES

PHILOSOPHIQUES ET HISTORIQUES

SUR

LA MÉDECINE

AU DIX-NEUVIÈME SIÈCLE.

PREMIÈRE LETTRE.

LA MÉDECINE JUGÉE PAR LES MÉDECINS.

Vous le savez, mon cher et très-honoré confrère, et c'est une chose vulgairement connue : de tout temps la médecine et les médecins ont fourni ample matière aux railleurs ; poëtes, philosophes, romanciers, écrivains de tout genre, ont, à l'envi, exercé leur verve satirique sur cet inépuisable sujet. Mais ce qu'on ignore généralement, ce à quoi peu de personnes ont sans doute fait attention, ce qui paraîtra bizarre au plus grand nombre, c'est que les critiques les plus amères qui aient été lancées contre la science médicale et ceux qui la cultivent sont sorties de la plume de médecins.

Pas n'est besoin, pour fonder ma proposition, de remonter jusqu'au tableau si sombre que Galien traçait du charlatanisme, de l'ignorance et de l'avidité de ses confrères de Rome ; ni de rappeler les grosses facéties d'un Corneille Agrippa, non plus que les sarcasmes d'un Gui Patin (1). Nous tous, miliciens d'Esculape,

(1) *Lettres de Gui Patin,* nouvelle édition, augmentée de lettres inédites, précédées d'une notice biographique, accompagnée de remarques scientifiques, historiques, philosophiques et littéraires, par Réveillé-Parise. Paris, 1846, 3 volumes.

nous faisons assez bon marché des opinions et des travers de nos devanciers. Les peintures aussi fines que bouffonnes de Molière sur les médecins de son époque nous touchent peu, persuadés que nous sommes de n'avoir aucune ressemblance avec les originaux qu'il mettait en scène. Quoiqu'un laps de deux siècles à peine nous sépare de cette époque, nous nous croyons à une distance infinie des erreurs et des ridicules que le grand comique poursuivait de ses traits, tant la science et l'art nous semblent avoir fait de progrès.

Ainsi donc je n'irai pas chercher les preuves du fait que j'ai avancé dans les auteurs un peu anciens, dont on pourrait récuser l'autorité; je les prendrai dans les écrits les plus récents, afin d'établir jusqu'à l'évidence la vérité de cette proposition, que, de nos jours, de même qu'autrefois, la pratique et la science médicales n'ont pas eu de juges plus sévères que les médecins.

§ I. — École de Paris.

Au commencement de notre siècle Bichat écrivait ce qui suit :

« Il n'y a point eu, en matière médicale, de systèmes généraux; mais cette science a été tour à tour influencée par ceux qui ont dominé en médecine; chacun a reflué sur elle, si je puis m'exprimer ainsi. De là le vague, l'incertitude qu'elle nous présente aujourd'hui. Incohérent assemblage d'opinions elles-mêmes incohérentes, elle est peut-être, de toutes les sciences physiologiques, celle où se peignent le mieux les travers de l'esprit humain : que dis-je? ce n'est point une science pour un esprit méthodique, c'est un ensemble informe d'idées inexactes, d'observations souvent puériles, de moyens illusoires, de formules aussi bizarrement conçues que fastidieusement assemblées. On dit que la pratique de la médecine est rebutante; je dis plus : elle n'est pas, sous certains rapports, celle d'un homme raisonnable, quand on en puise les principes dans la plupart de nos matières médicales. Otez les médicaments dont l'effet est de stricte observation, comme les évacuants, les diurétiques, les sialagogues, les antispasmodiques, etc., ceux par conséquent qui agissent sur une fonction déterminée, que sont nos connaissances sur les autres (1)? »

J'ai cité ce passage en entier, malgré sa longueur : 1° parce qu'il renferme toute la pensée d'un homme de génie, d'un habile expérimentateur, dont les idées et les découvertes ont exercé une influence capitale sur la direction des études médicales en France; 2° parce qu'il indique avec précision le vice originel, radical, des dénominations usitées en thérapeutique; 3° enfin, parce qu'il montre, quoiqu'un peu vaguement, la route qu'il faudrait suivre pour arriver à une meilleure nomenclature en matière médicale et à des notions plus saines : « Otez les médicaments dont l'effet est de stricte observation, comme les évacuants, les diurétiques, les sialagogues, etc., ceux par conséquent qui agissent sur une fonction déterminée, que sont nos connaissances sur les autres ? »

A quelques années de là, un médecin, nourri des idées physiologiques de Bichat, de la philosophie de Condillac et de Cabanis, et formé à l'observation des maladies par une longue pratique dans les armées et dans les hôpitaux, traçait le tableau suivant des effets de la médecine : « Que l'on reporte, disait-il, ses regards en arrière; qu'on se rappelle tout ce que nous avons dit des vices de la pratique médicale; qu'on se figure dans toutes les parties du monde civilisé des légions de médecins qui ne soupçonnent pas même l'existence des inflammations gastriques, ni l'influence de ces phlegmasies sur le reste des organes; qu'on se les représente versant à flots des vomitifs, des purgatifs, des remèdes échauffants, du vin, de l'alcool, des liqueurs imprégnées de bitume et de phosphore sur la surface sensible des estomacs phlogosés; que l'on contemple les suites de cette torture médicale, les agitations, les tremblements, les convulsions, les délires frénétiques, les cris de douleur, les physionomies grimaçantes, hideuses, le souffle brûlant de tous ces infortunés qui sollicitent une goutte d'eau pour étancher la soif qui les dévore, sans pouvoir obtenir autre chose qu'une nouvelle dose du poison qui les a

---

(1) Bichat. *Anatomie générale.* Considérations générales. — § 2. Des propriétés vitales et de leur influence sur tous les phénomènes des sciences physiologiques. Édit. de M. Maingault. — Paris, 1818, tome I, page 9.

réduits à ce cruel état;… et que l'on prononce ensuite si la mé
decine a été jusqu'ici plus nuisible qu'utile à l'humanité. Je con-
viens qu'elle a rendu à l'être souffrant le service de lui offrir des
consolations, en le berçant toujours d'un chimérique espoir ;
mais il faut convenir qu'une pareille utilité est loin de la relever
au milieu des autres sciences naturelles, puisqu'elle semble la
placer sur la ligne de l'astrologie, de la superstition et de tous les
genres de charlatanisme (1). »

Remerciez-moi, cher lecteur, car je vous ai fait grâce des deux
tiers de ce tableau, dont les couleurs vont toujours se rembru-
nissant jusqu'à la fin. Ce que je vous en ai montré suffit pour
vous faire comprendre que les épigrammes des philosophes et des
poëtes sur les bévues des médecins et les pernicieux effets de leur
art ne sont que de faibles silhouettes auprès de cette peinture si
animée, si effrayante. Ce serait à dégoûter tous les cœurs honnêtes
et sensibles d'une telle profession, si l'auteur n'avait mis le remède à côté du mal. Ce remède, vous l'entendez bien, n'est autre
chose que sa doctrine, en faveur de laquelle, dit-il, les tables de
mortalité ont déposé formellement, et qui *doit avoir prochaine-
ment sur la population une influence plus marquée que la découverte de la vaccine* (2).

Nous verrons un peu plus loin comment, dans d'autres écoles,
on appréciait et l'on apprécie encore les résultats de la doctrine
du Val-de-Grâce. Mais auparavant permettez-moi de consigner
ici l'opinion d'un des sectateurs les plus éminents de cette doctrine, aujourd'hui professeur distingué de la Faculté de Paris.
Celui-ci, après avoir rapporté les incriminations de Pinel, de Bichat et d'autres sur la pratique de la médecine, ajoute : « Considérées d'une manière générale et absolue, ces sentences sont
peut-être trop sévères ; en effet, il est un certain nombre de maladies dont la thérapeutique a déjà depuis longtemps acquis un
haut degré de certitude et de précision. Mais il est très-vrai que

---

(1) Broussais. *Examen des doctrines médicales.* Dernier chapitre intitulé : De
la certitude en médecine. — Paris, 1821, page 827.

(2) *Ibid.* A la fin de la préface.

les reproches indiqués s'appliquent, dans toute leur sévérité, à
plusieurs points de la thérapeutique (1). »

M. Bouillaud n'est pas optimiste, tant s'en faut, dans les jugements qu'il porte sur les idées et la pratique de ses prédécesseurs ;
cependant nous devons le louer d'avoir évité les exagérations de
son maître à cet égard. Il s'étonne de rencontrer une foule de
gens du monde, et même quelques confrères, qui lui demandent
tout bas à l'oreille, et de bonne foi, s'il croit à la thérapeutique.
« Selon eux, dit-il, la médecine devrait être, jusqu'à un certain
point, assimilée à la science de ces augures qui ne pouvaient se
regarder sans rire (2). » M. Bouillaud devrait bien plutôt s'é-
tonner qu'après les déclamations de tant d'illustres médecins contre cette science il y ait encore des gens assez crédules pour y
ajouter foi, assez téméraires pour invoquer son secours. L'instinct
qui porte l'homme à se confier aux prescriptions d'un art si dé-
crié par ses propres adeptes serait-il un guide plus sûr, plus lucide, que les raisonnements de ses détracteurs? C'est une question
fort grave, fort difficile, dont nous ne pouvons encore aborder la
solution.

Passons à d'autres écoles, ou plutôt à d'autres sectes médicales.

A la fin du dernier siècle, Pinel déclare, dans la première édi-
dition de sa nosographie, qu'il ne se propose pas d'autre problème que celui-ci : « Une maladie étant donnée, déterminer son
vrai caractère et le rang qu'elle doit occuper dans un tableau nosologique (3). » C'est-à-dire qu'il laisse dans un plan reculé et
comme en réserve les considérations relatives au traitement. Il
n'ose émettre aucune proposition générale sur la thérapeutique,
non qu'il méconnaisse l'extrême importance de cette branche de la
science, mais parce qu'il la regarde comme trop peu avancée encore pour qu'on puisse l'embrasser par des généralités. La preuve
que c'est bien là sa pensée, c'est que, vingt ans plus tard, dans
une note de la sixième édition du même ouvrage, il déclare que

(1) M. Bouillaud. *Essai sur la philosophie médicale.* Paris, 1836. Troisième
partie, chapitre VI, article 1er, page 505.

(2) *Id. Ibidem.*

(3) Préface, page IV, première édition.

« la thérapeutique ou le traitement méthodique des maladies est
une des parties de la médecine qui doit éprouver une réforme
générale, et qu'on ne saurait trop inviter les vrais observateurs à
en faire un objet sérieux de leurs recherches. »

M. Louis n'accuse pas seulement la thérapeutique d'être dans
l'enfance, mais encore toutes les autres branches de la science
médicale. « Les médecins de l'antiquité nous ont donné, dit-il,
des descriptions très-incomplètes des maladies qu'ils ont obser-
vées : ils nous ont légué des préceptes de thérapeutique nombreux, mais dépourvus de preuves... Les médecins modernes
n'ont guère été plus heureux. Cependant, parmi les médecins de
l'antiquité, comme parmi ceux qui leur ont succédé jusqu'à nos
jours, on compte des hommes illustres. d'une rare capacité, auxquels rien ne manquait, en apparence, de ce qu'il faut pour avancer la science, surtout depuis que l'anatomie pathologique a pu
être cultivée sans entraves : comment donc se fait-il que la science
leur doive si peu en général, et que son histoire ne soit, à beaucoup d'égards, que celle de leurs erreurs ou de leurs systèmes (1)? »

M. Louis et M. Bouillaud attribuent surtout les erreurs des
anciens aux vices, à l'imperfection de leurs méthodes dans l'examen des maladies. En conséquence, ils tracent chacun une formule ou un modèle d'observation cliniques, auquel ils pensent
qu'on doit se conformer pour éviter désormais les fautes, les bévues qu'ils reprochent à leurs devanciers. Ils insistent également
sur la nécessité de compter les cas de guérison et ceux d'insuccès,
pour apprécier la valeur des divers modes de traitement proposés
dans chaque espèce de maladies. C'est une condition bien facile à
remplir et qu'on aurait tort certainement d'omettre, quoiqu'elle
n'ait pas toute l'importance que ces messieurs y attachent. Enfin,
ils sont persuadés qu'en suivant les règles qu'ils prescrivent on
doit marcher dorénavant d'un pas ferme dans la voie du progrès.

(1) De l'Examen des maladies et de la Recherche des faits généraux *in Mémoires de la Société médicale d'observation*. Paris, 1837, tome I, pages
1 et 2.

Il paraîtrait partout que ce n'est pas tout à fait l'avis des auteurs d'un *Traité de thérapeutique* publié quelques années plus tard ; car on lit dans l'avertissement qui le précède ce paragraphe : « Nous ne nous faisons pas l'illusion de croire que, dans un ouvrage de la nature de celui-ci, nous devons et nous pouvons désabuser une génération entière, qui, à notre avis, tourne le dos à la vérité, et qui, peut-être, doit marcher encore pendant quelque temps dans l'erreur, afin qu'épuisée l'erreur s'éteigne dans ses propres conséquences (1). »

Ainsi, d'après ces derniers, non-seulement nous avons été jusqu'ici dans les ténèbres, mais nous y sommes encore, et nous sommes condamnés à y rester pendant un laps de temps indéfini. Que voulez-vous que fasse et que croie, après cela, le menu peuple des praticiens et des étudiants. quand ses instituteurs sont si peu d'accord entre eux, que chaque ouvrage qui voit le jour renferme un blâme plus ou moins explicite contre ceux qui l'ont précédé? N'est-il pas en droit, ce populaire médical, de s'écrier, en parodiant les vers d'un poëte contemporain, illustre à plus d'un titre :

> Ainsi, toujours poussés vers de nouveaux systèmes,
> Ne pourrons-nous jamais jeter l'ancre un seul jour ?

Encore si le désaccord que je signale entre les maîtres de la science ne portait que sur de simples détails; mais non : il porte le plus souvent sur les principes mêmes qui constituent la base de l'édifice scientifique. Chacun de ces législateurs de la médecine n'aspire à rien moins qu'à élever son monument idéal sur les ruines de ceux qui ont existé. On commence par détruire, sauf à rebâtir ensuite, quand et comme on pourra.

(1) MM. Trousseau et Pidoux. *Traité de thérapeutique et de matière médicale,* deuxième édition, 1841. — Avertissement, page VIII.

Dans la troisième édition du même ouvrage, les auteurs donnent un résumé de leur doctrine. Nous parlerons dans une autre lettre de cet aperçu philosophique.

§ II. — École de Montpellier.

Il est cependant des facultés de médecine, tant en France qu'à
l'étranger, où le culte des anciens est plus en honneur qu'à Paris,
où le respect pour la doctrine des grands maîtres se transmet de
génération en génération. A Montpellier, par exemple, l'idée physiologique d'Hippocrate, élucidée et agrandie par Barthez, constitue encore aujourd'hui le fond de l'enseignement; et M. Lordat,
l'un des professeurs actuels les plus distingués de cette école,
a consacré un livre au développement et à la démonstration de
cette même idée (1).

Ce n'est pas qu'il ne s'élève de temps en temps quelque voix
discordante au milieu de cette harmonie; mais, du moins, si quelque hérésie se produit, elle ne déchire pas ostensiblement la doctrine orthodoxe, elle adoucit, au contraire, elle voile son opposition sous des formes révérencielles. Ainsi l'historien de la doctrine
médicale de Montpellier. après avoir énuméré les travaux de Barthez et payé un juste tribut d'éloges à son génie, se livre à une
excellente critique de son système (2). Il va plus loin encore, il
émet en divers lieux une maxime qui, si elle est vraie, renverse
de fond en comble la doctrine médicale de Barthez et celle de tous
ceux qui ont marché ou qui tenteraient de marcher dans la même
voie. Cette maxime, la voici : « La physiologie ne peut servir de
base à la médecine pratique (3). »

Une telle proposition, je le répète, ruine par la base, non-seulement le système de Barthez, mais encore beaucoup d'autres
systèmes de médecine tant anciens que modernes. Mais Bérard
s'est contenté de l'énoncer, il ne l'appuie d'aucune preuve directe; c'est pourquoi cette proposition hardie, qui contient le
germe de toute une révolution médicale, a passé en quelque sorte

(1) M. Lordat. *Preuves de l'insénescence du sens intime de l'homme.* —
Montpellier, 1844.

(2) F. Bérard. *Doctrine médicale de l'école de Montpellier.* Paris, 1836. De
la page 103 à la page 114.

(3) Voyez particulièrement pages 47 et 131.

inaperçue. Personne, que je sache, ne s'est mis en peine de la contredire ou de la démontrer formellement. Je tâcherai de remplir cette lacune; je discuterai et je m'efforcerai de résoudre dans une autre lettre cette question ardue, qui devrait servir de préliminaire à toute doctrine médicale : La physiologie peut-elle, oui ou non, former la base de la médecine pratique?

En attendant, continuons notre revue des opinions des médecins touchant la théorie et la pratique de leur art. A cet effet, nous allons jeter un coup d'œil hors de la France, pour voir si dans les autres pays il existe des dissentiments aussi profonds que dans le nôtre sur ce sujet. Nous ne tiendrons compte, comme nous l'avons fait jusqu'ici, que des dissidences capitales, c'est-à-dire de celles qui portent sur l'ensemble de la science ou sur ses principes fondamentaux.

§ III. — École italienne.

A la fin du dernier siècle, la doctrine de Brown fut introduite en Italie et y fut reçue avec enthousiasme. Rasori, qui l'avait étudiée en Angleterre, contribua beaucoup à la répandre. Cette doctrine, comme vous savez, reconnaît dans presque toutes les maladies un fond de faiblesse ou d'asthénie; à peine sur cent espèces morbides y en a-t-il trois, d'après la table de Linch, qu'on puisse regarder comme provenant d'un excès de vitalité ou d'incitabilité. Par contre, tous les médicaments, tous les modificateurs de l'économie, sont censés des stimulants; et l'art du médecin consiste uniquement, d'après ce système, à proportionner la force de la stimulation au degré d'asthénie du malade. La science et la pratique médicales sont réduites par là à leur plus haut degré de simplicité, ce qui explique la rapide propagation d'un tel système.

Cependant Rasori lui-même s'aperçut ou crut s'apercevoir, au bout de quelques années de pratique, que certains modificateurs n'agissaient point par stimulation, mais bien par sédation ou contro-stimulation, et qu'un bon nombre de maladies étaient basées, non sur un abaissement de la force vitale, mais sur son exaltation. Dès lors il put se poser à son tour en réformateur, et l'Italie, de même que la France et l'Angleterre, eut sa doctrine médicale indigène, qui s'éleva sur la ruine, l'exclusion de toutes les autres.

« Quand on songe, dit un des sectateurs les plus éclairés du rasorisme, à quelles sources les anciens se sont arrêtés pour établir leur matière médicale, on ne doit pas s'étonner que Stahl ait appelé la pharmacologie de son temps une étable pleine d'immondices, et que Bichat ait si défavorablement jugé celle de son époque (1). » Voilà pour l'ancienne médecine; elle est condamnée en masse.

Voici maintenant pour la contemporaine : « Tandis que l'art du diagnostic a fait d'immenses progrès en France, celui de l'application des médicaments a été tout à fait négligé. La doctrine spécieuse de la révulsion joue un grand rôle dans les écoles françaises. Autrefois tout était sympathie, *consensus*, dans les maladies; aujourd'hui tout est antagonisme, révulsion (2). »

Cela signifie en propres termes que nous, Français, nous connaissons bien les maladies, mais que nous ne savons pas les guérir, que nous les traitons à contre-sens. La belle avance que de pouvoir expliquer à un malade la nature de son mal, de disserter avec plus ou moins d'habileté sur l'origine, le siége, la marche et les suites probables de l'affection dont il est atteint, et de ne pas savoir le soulager! Qu'aurait dit l'irritable Broussais d'un tel jugement porté sur sa doctrine, lui qui s'imaginait apercevoir déjà les heureux résultats de sa propagation dans la diminution de la mortalité, lui qui en exaltait les bienfaits fort au-dessus de ceux de la vaccine? Il eût crié sans doute à l'ignorance, à l'aveuglement, à l'injustice; mais cela n'eût pas empêché qu'on ne continuât à juger notre médecine chez l'étranger de la même manière que nous jugeons celle des autres, c'est-à-dire d'un point de vue spécial, exclusif et peu favorable.

(1) Giacomini. *Traité philosophique et expérimental de matière médicale et de thérapeutique*, traduit de l'italien par M. Rognetta et M. Mojon. — Paris, 1845. Prolégomènes, § 1er.

(2) *Ibidem.* § 2, page 14.

§ IV. — **Parallèle des doctrines anglaise, française et italienne.**

Tandis que, dans la patrie de Brown, on voit dans la généralité des maladies un fond de faiblesse, une diminution de vitalité, qu'on s'efforce de combattre par un accroissement d'excitation, en France, les disciples de Broussais considèrent la plupart des altérations pathologiques comme le produit d'un excès d'excitabilité ou de l'irritation, et ils n'ont rien tant à cœur que de calmer cette irritation, d'éteindre cette phlogose, à force de sédatifs ou d'antiphlogistiques.

En Italie, on s'accorde assez avec les Français sur la nature des affections morbides, qu'on regarde comme liées généralement à une diathèse sthénique; mais on diffère beaucoup de ceux-ci quant à l'appréciation et à l'emploi des agens thérapeutiques. Les mêmes moyens qui passent, de ce côté-ci des Alpes, pour être des excitants énergiques, des toniques puissants, passent, de l'autre côté, pour des sédatifs, des hyposthénisants. Ainsi le quinquina, qui est, aux yeux des Français et des Anglais, un excellent tonique, n'a, aux yeux d'un Italien, qu'une action dépressive, hyposthénisante; les cantharides, les mercuriaux, les iodures, etc., qui sont classés chez nous parmi les poisons âcres, irritants, sont rangés par les rasoriens dans les contro-stimulants, les sédatifs.

Ainsi donc l'on peut dire qu'il y a en médecine, comme en théologie, une doctrine anglicane, une gallicane, une transalpine, et ces doctrines médicales ne se distinguent pas l'une de l'autre par de simples nuances; elles diffèrent du tout au tout, elles s'excluent, elles se nient réciproquement.

§ V. — **École allemande.**

L'Allemagne ne pouvait pas rester en arrière des autres pays en fait d'inventions médicales. Elle devait sentir le besoin, elle aussi, d'avoir au dix-neuvième siècle sa doctrine propre, nationale, empreinte d'une couleur vraiment germanique. C'est ce que comprit à merveille le docteur Samuel Hahnemann. En conséquence, il se mit à rêver, réfléchir, expérimenter, mais surtout à rêver tant et tant, qu'à la fin un rayon d'en haut illumina son esprit ; la véritable loi des guérisons passées, présentes et futures, lui apparut comme une révélation par un pur effet de la bonté divine. Grands médecins de l'antiquité et des temps modernes, dont les travaux, accumulés depuis trente siècles, ont servi à élever le monument scientifique de l'art de guérir, inclinez-vous devant le messie des générations médicales : votre lumière n'était que ténèbres, votre enseignement pure déception, votre pratique un enchaînement d'inepties et d'homicides.

Il en serait encore de même aujourd'hui si le pieux, le modeste Hahnemann avait gardé pour lui seul son inestimable découverte. Mais il n'a pas voulu priver ses semblables d'un si grand bienfait; il s'est empressé de le répandre au dehors, et il n'a pas tenu à lui que tout le genre humain n'en jouît immédiatement.

N'allez pas vous imaginer, cher lecteur, que je plaisante ou que j'exagère le langage mystico-emphatique du thaumaturge allemand pour le rendre ridicule; écoutez-le plutôt parler lui-même. Après avoir raconté comment il est parvenu à trouver la seule marche à suivre *pour obtenir de véritables guérisons douces, promptes et certaines,* il s'écrie : « Car la vérité est éternelle comme la Divinité elle-même. Les hommes peuvent la négliger pendant un laps de temps; mais le moment arrive enfin où, pour l'accomplissement des décrets de la Providence, ses rayons percent le nuage des préjugés et répandent sur le genre humain une clarté bienfaisante que rien désormais ne peut éteindre (1). »

« Si je ne savais que je suis sur la terre pour me perfectionner autant qu'il est en moi, et faire aux autres tout le bien que mes facultés me permettent d'accomplir, je m'estimerais maladroit de lancer dans le domaine public, avant ma mort, un art en possession duquel j'étais seul, et dont il ne tenait par conséquent qu'à moi de me réserver les avantages en les dissimulant (2). »

(1) Hahnemann. *Exposition de la doctrine médicale homœopathique,* ou *Organon de l'art de guérir.*—Introduction, page 59, et note du bas de la page. Traduction française de Jourdan. Paris, 1856.

(2) Hahnemann. *Traité des maladies chroniques.*— Préface de l'auteur (édition de 1832).

On aurait pu demander à l'inventeur de l'homœopathie et des doses infinitésimales à quoi sert un messie sans une prédication. Si vous aviez gardé votre secret jusqu'au moment de descendre dans la tombe, qui vous assure qu'il n'eût pas été enseveli avec vous ? Et, alors même qu'il ne fût pas tombé dans l'oubli après votre mort, vous n'auriez joui pendant votre vie d'aucune célébrité; vous vous fussiez éteint dans un coin obscur du globe, sans que votre disparition excitât le moindre ressentiment. Vous aviez donc un intérêt actuel très-grand à divulguer le plus tôt et le plus loin possible votre découverte. indépendamment de la satisfaction que tout homme, tout chrétien, doit éprouver à remplir un devoir d'humanité.

Car rien n'égale, à vous en croire, les maux affreux que causait au genre humain l'ancienne médecine, « art funeste, dites-vous, qui, depuis une longue suite de siècles, est en possession de statuer arbitrairement sur la vie et sur la mort des malades, qui fait périr dix fois plus d'hommes que les guerres les plus meurtrières, et qui rend des millions d'autres infiniment plus souffrants qu'ils ne l'étaient dans l'origine (1). »

§ VI. — Conclusion.

Je borne là mes citations. Je pense avoir prouvé surabondamment ce que j'avançais au commencement de cette lettre, qu'il n'existe pas de plus violents détracteurs de la médecine que les médecins. Doit-on s'étonner, après cela, qu'on rencontre parmi eux tant d'incrédules, tant de sceptiques, qui exercent leur art sans y avoir foi ? Or je ne connais pas de position plus révoltante pour un homme consciencieux, ou plus de ridicule, que celle d'un médecin qui n'a pas confiance dans les moyens qu'il emploie. Un tel homme ne saurait apporter dans l'étude et l'exercice de son art le zèle, l'application, l'assiduité, qui peuvent seuls lui procurer des succès réels, des succès honnêtes. « Car, pour bien étudier et bien pratiquer la médecine, a dit un sage de nos jours, il faut y

____

(1) Hahnemann, *Organon de l'art de guérir.* — Préface, page 4.

mettre de l'importance, et pour y mettre une importance véritable, il faut y croire (1). »

Il est donc essentiel que le médecin, de même que le public, se fasse une opinion raisonnée sur le degré de confiance qu'on peut accorder à la médecine. Mais où puiser des motifs de conviction en faveur de cette science, lorsque ses maîtres les plus renommés sont si ardents à la discréditer, lorsque chaque génération médicale accuse la génération précédente d'erreurs grossières et funestes? Qui nous assure que les enseignements d'aujourd'hui ne seront pas traités de vaines déceptions demain, dans quelques années, dans quelques siècles? Est-il, en cette matière, un signe, un criterium, au moyen duquel on puisse discerner infailliblement le vrai du faux, le certain de l'hypothétique? Voilà ce que nous examinerons dans une prochaine missive.

(1) Cabanis, *Du degré de certitude de la médecine.*

DEUXIÈME LETTRE

EST-IL, EN MÉDECINE, UN MOYEN DE DISCERNER LE VRAI DU FAUX, LE CERTAIN DE L'HYPOTHÉTIQUE ?

§ I. — Importance de cette question.

Il ne faut que réfléchir un instant pour se convaincre de l'extrême importance d'une telle question, de la solution de laquelle dépendent, si je ne me trompe, toutes les destinées de la science. En effet, s'il existe un criterium à l'aide duquel on puisse reconnaître sûrement la vérité en médecine, si ce criterium est à la portée des intelligences les plus vulgaires, et s'il s'applique à toutes les parties de la science médicale, dès lors on conçoit que cette science est possible, et les travailleurs qui se vouent à son édification peuvent espérer de ne pas travailler en vain.

Mais, si un tel criterium n'existe pas, ou s'il n'a pas été trouvé, la science proprement dite est impossible; toutes nos connaissances en médecine ne sont que conjectures, hypothèses, opinions plus ou moins vraisemblables. Il est donc de la plus haute importance, avant de jeter les bases du monument scientifique de la médecine, d'examiner si l'on possède une règle, une mesure fixe, acceptée de tous, au moyen de laquelle on puisse juger avec certitude la valeur des faits et des idées qui devront par la suite constituer ce monument.

De même qu'un architecte habile, avant de procéder à la construction d'un édifice, rapporte toutes ses mesures, tous ses calculs, à une quantité connue et invariable qu'on nomme unité, de même aussi les médecins doivent choisir un criterium fixe, uniforme et sûr, pour estimer le degré de certitude, de convenance, d'utilité des propositions diverses qui forment les matériaux de leur science. A défaut de cette précaution, ils ne parviendront jamais à s'accorder en quoi que ce soit. Leurs discussions dégénéreront sans cesse en pures logomachies, comme elles ont fait trop souvent jusqu'ici, et ils continueront d'offrir au monde le spectacle ridicule d'individus qui, voulant apprécier une étendue commune, telle, par exemple, que la hauteur d'une tour, d'une montagne, s'obstineraient à prendre, chacun selon sa fantaisie, une unité différente, n'ayant aucun rapport déterminé avec les mesures des autres. A coup sûr, de tels géomètres n'arriveraient jamais à des résultats identiques, ni même comparables.

Il importe donc essentiellement, si l'on veut enfin mettre un terme à ce conflit continuel et stérile des doctrines médicales entre elles, conflit extrêmement nuisible aux progrès de la science et à la considération de ceux qui la cultivent; il importe, dis-je, de faire choix d'un mode d'appréciation qui soit de tous les temps, de tous les lieux, qui embrasse tous les faits, toutes les idées dont se compose ou peut se composer la science médicale, qui les ramène tous à une mesure commune, unique, invariable, connue et acceptée de tout le monde. Or, afin de découvrir un tel mode d'appréciation, qui soit parfaitement approprié aux recherches médicales, il faut connaître le but final de ces recherches; de même qu'un voyageur doit être fixé sur le lieu où il veut se rendre avant d'arrêter son itinéraire; sinon, il risque de marcher à l'aventure, comme un insensé.

Voyons donc, préalablement à toute autre chose, quel est le but final de la science médicale :

§ II. — Détermination du but final de la science médicale.

Dans les temps primitifs, on définissait la médecine l'art de guérir; à cette époque, la thérapeutique était évidemment l'objet final de la science. Plus tard, le champ de l'observation s'étant agrandi, on comprit qu'il était souvent plus facile, et toujours plus avantageux, de prévenir les maladies que de les combattre après qu'elles se sont développées; en conséquence, l'arbre scientifique de la médecine s'enrichit d'une branche nouvelle, appelée hygiène ou prophylaxie, dont l'objet spécial consiste à conserver la santé ou prévenir le développement des maladies. A proprement parler, cette nouvelle branche est un rejeton de la thérapeutique; c'est ainsi que la considèrent beaucoup d'auteurs, tant anciens que modernes. En sorte que, par cet accroissement, la science n'a pas changé de but; mais celui-ci s'est agrandi, étendu.

Enfin, depuis quelque temps, la médecine s'est occupée d'une manière plus efficace de deux ordres fort importants d'affections morbides, autrefois abandonnés ou du moins fort négligés : je veux parler des difformités, qui sont l'objet de l'orthopédie, et des affections mentales, qui constituent aujourd'hui une spécialité des plus intéressantes. Si bien qu'en tenant compte des accroissements déjà accomplis, la médecine peut être définie une science qui a pour objet la conservation de la santé, la guérison des maladies et le perfectionnement physique de l'homme.

Remarquez, je vous prie, que dans ces évolutions successives, le but de la science ne se déplace point, qu'il ne sort jamais du cercle de la thérapeutique. En sorte qu'on a pu dire à toutes les époques avec une égale vérité :

Ars medica est id quod est propter therapeuticen.

Tout, dans la médecine, se rapporte ou doit se rapporter à la thérapeutique.

§ III. — Réponse à la question posée en tête de cette lettre.

Maintenant que le but de la science médicale nous est parfaitement connu, rien n'est plus facile que de déterminer la route qui y conduit, ou, en d'autres termes, de trouver une méthode sûre pour découvrir et fonder la vérité dans cette science. Nous pouvons dès à présent établir cette proposition générale : Toute notion, toute idée, toute hypothèse, tout système qui n'est d'aucun usage en thérapeutique, doit être élagué de la médecine comme inutile et superflu; toute notion, toute idée, toute hypothèse, tout système qui a des conséquences fausses ou nuisibles en thérapeutique, doit être rejeté comme entaché d'erreur.

Ensuite, si l'on demande par quel moyen, par quelle voie on peut s'assurer qu'une doctrine quelconque est avantageuse, ou stérile, ou préjudiciable en thérapeutique, j'avoue que je n'en connais pas de meilleur, de plus direct que l'expérience. En sorte qu'à mes yeux le criterium universel de la vérité en médecine, le juge suprême de la valeur des idées et des découvertes qui se rattachent à cette science, n'est autre que l'*épreuve thérapeutique*.

A ce propos, cher lecteur, il me semble que je vous vois sourire, et que je vous entends vous écrier en vous-même : Certes, voilà une maxime qui n'est pas nouvelle! Il n'y a personne qui ne convienne que l'épreuve thérapeutique est le meilleur mode de vérification que l'on possède en médecine, l'*ultima ratio* de toute doctrine médicale. Chaque jour les faiseurs de système en appellent eux-mêmes à ce tribunal définitif; ce qui n'empêche pas, ce qui n'a pas empêché que les théories les plus absurdes, les erreurs les plus ridicules n'aient envahi le domaine de cette science, et qu'il ne règne encore aujourd'hui le désaccord le plus complet entre les médecins sur les questions les plus fondamentales de l'art.

L'objection est sérieuse et mérite d'être prise en considération ; mais je ne la crois pas insoluble et je vais essayer d'y répondre. Il ne suffit pas, dirai-je, de proclamer d'une manière vague et générale que l'épreuve thérapeutique est le meilleur criterium de la vérité en médecine; il faut encore savoir faire un emploi rationnel et méthodique de ce criterium universellement admis : de même qu'il ne suffit pas de posséder un excellent instrument de musique pour obtenir des sons purs et harmonieux, mais qu'il faut, en outre, connaître une bonne méthode d'exécution et s'y être exercé.

Or, je vous le demande, existe-t-il aujourd'hui dans la science un système général de thérapeutique, un système qui embrasse dans un ensemble logiquement ordonné tous les plans de traitement? N'est-ce pas, au contraire, une opinion universellement accréditée dans les écoles, que le moment n'est pas encore venu de systématiser rationnellement cette branche de la médecine ?

Vous avez lu dans ma première lettre (§ 1er) ce que pensent là-dessus quelques-uns de nos contemporains. Eh bien, ouvrez tel autre que vous voudrez de nos classiques modernes, vous n'en trouverez pas un seul qui soit d'un avis différent. Tous s'accordent pour admettre des médications *rationnelles* et des médications *irrationnelles*, qu'ils nomment aussi *empiriques*. Mais ce qu'il y a de plus bizarre dans cette classification, c'est que les médications appelées *irrationnelles* sont généralement les plus efficaces.

C'est donc une idée neuve et qui aura du moins le mérite de l'originalité, que celle d'essayer de constituer logiquement toute la thérapeutique, de réunir dans un même plan et sous la domination d'un principe unique tous les modes de curation interne et externe, en dehors de tout système de pathologie. Une telle idée paraîtra sans doute bien paradoxale à ceux qui professent avec M. Bouillaud que « la thérapeutique n'est réellement qu'une *déduction*, un *corollaire* des idées que l'on s'est faites sur la *nature* des maladies ; » et qu'elle ne peut être autre chose (1).

§ IV. — Recherche du principe fondamental et universel de la thérapeutique.

Si l'on nous faisait cette question : Qui est-ce qui a enseigné aux hommes à se pourvoir des choses indispensables à la vie, à préparer leurs aliments, à se vêtir, à se construire des abris contre la rigueur des saisons, etc., etc.? il n'est personne qui fût embarrassé pour répondre : C'est le besoin, la nécessité, c'est l'instinct de la conservation. Si l'on demande maintenant : Qui est-ce qui a inspiré à ces mêmes hommes l'aversion de la douleur, la crainte de la maladie et de la mort, le désir d'éloigner ces fléaux non-seulement de soi-même, mais encore de leurs femmes, de leurs enfants, de tous les êtres qui leur sont chers? nous répondrons avec la même assurance : C'est un instinct naturel, irrésistible, instinct qui se fait sentir au sauvage du désert comme au citoyen

(1) *Essai de philosophie médicale.* Paris, 1836, page 302.

des villes, au pauvre comme au riche, au philosophe comme à l'homme ignorant.

Or l'expérience apprit de bonne heure aux habitants de la terre que la nature est insuffisante pour venir à leur secours dans une foule de cas. Ainsi, qu'un individu se fracture un membre, la nature sera impuissante à ramener et à maintenir dans leur position normale les deux bouts de l'os fracturé. Qu'un autre se démette un bras ou une jambe, s'il attend de la nature la réparation de cet accident, il restera toute sa vie privé de l'usage plus ou moins complet de son membre. Qu'un troisième ait une grosse veine ou une artère rompue, la nature impuissante laissera cet homme plein de vie et de santé succomber à la perte de son sang. Qu'une femme en travail soit prise de convulsions ou d'hémorragie, que son enfant se présente dans une position vicieuse, que fera dame nature pour remédier à de tels accidents? Rien; elle laissera périr deux victimes à la fois. Enfin, il survient chaque jour, dans le cours ordinaire de la vie, une foule d'accidents que la nature seule est incapable de réparer. D'où il résulte que les hommes ont acquis de bonne heure la conviction qu'ils ne devaient attendre les secours de la Providence qu'en s'aidant eux-mêmes de tous leurs moyens, de toute leur industrie. En conséquence, dès qu'un des leurs était atteint d'une blessure ou d'une maladie, on invitait ceux qui avaient été témoins de quelque chose de semblable à vouloir bien indiquer les remèdes qu'ils avaient vu employer en pareil cas. Bientôt il y eut des hommes, des vieillards surtout, qui se distinguèrent par leur habileté, leur expérience dans ce genre d'accidents, et qui transmirent à d'autres le fruit de leurs observations. Tels furent, chez beaucoup de peuples, l'origine et le commencement de la science médicale, ainsi que l'attestent des traditions et des monuments authentiques (1).

Par la suite, l'écriture ayant été inventée, on put, à l'aide de cet admirable procédé, conserver indéfiniment le souvenir des maladies et des moyens mis en usage pour les combattre. Dès lors

____

(1) Voir mon *Histoire de la médecine,* première période; médecine des Égyptiens. Paris, 1846, tome I, page 33.

on commença de former des recueils nosologiques, c'est-à-dire des recueils contenant les descriptions plus ou moins détaillées des affections morbides qu'on observait et des traitements qu'on leur opposait. Ces recueils devinrent les premiers codes de l'art de guérir, et les hommes qui se vouaient spécialement au soin des malades durent les prendre pour règle de leur conduite.

Peu à peu ces recueils grossirent par l'addition successive d'observations nouvelles; en sorte que, lorsqu'ils eurent atteint un volume considérable, il devint nécessaire de disposer les matériaux dont ils étaient formés dans un certain ordre, qui permît de retrouver à volonté les renseignements dont on avait besoin. Telle fut l'origine des classifications pathologiques; l'idée en fut suggérée par le désir de soulager la mémoire et de faciliter les recherches.

A cette époque, on s'occupait fort peu de la nature intime des maladies et de l'action physiologique des médicaments; on se contentait d'observer et de décrire les phénomènes morbides tels qu'ils se montraient, et de noter les effets apparents des remèdes. C'est ainsi que se conduisent encore aujourd'hui les personnes étrangères à la science médicale, lorsqu'elles s'ingèrent de donner des conseils aux malades. Ces personnes n'ont pas d'autre manière de s'exprimer que la suivante : J'ai vu, disent-elles, une maladie toute pareille guérie par tel et tel moyen.

Au premier abord, la pratique médicale de ces temps primitifs nous paraît grossière et peu fondée en raison; mais, quand on la considère de près, quand on sonde avec des yeux non prévenus les motifs qui la dirigeaient, on trouve que, loin d'être dépourvue de raison, cette pratique était basée sur un principe d'une évidence incontestable, que l'on peut formuler ainsi : *Toute médication qui a guéri une maladie doit guérir également les maladies analogues à la première.*

On ne peut rien objecter contre ce principe : il a toute la clarté, toute l'infaillibilité d'un axiome de mathématiques; il se confond avec l'axiome de métaphysique suivant : La même cause, la même force ou la même combinaison de forces, étant placée dans des conditions identiques, produira toujours nécessairement le même effet. On voit aussi, avec un peu de réflexion, que le principe proclamé ci-dessus embrasse toutes les opérations de la médecine interne et externe, tous les préceptes de la prophylaxie. Ainsi donc, il a existé de tout temps un principe fondamental et universel de la médecine pratique, principe qui dirigeait, à leur insu, les médecins des âges les plus reculés, et que suivent encore, sans s'en douter, les gens dépourvus de connaissances médicales, quand ils se mêlent de conseiller les malades.

Mais, s'il est permis, comme disait Molière, de faire de la prose sans le savoir, il vaut mieux en faire le sachant, parce qu'alors on la fait ordinairement meilleure. S'il y a eu et s'il y a toujours des gens qui appliquent le principe fondamental de la thérapeutique sans le connaître, il vaut encore mieux l'appliquer avec connaissance. C'est plus digne du praticien qui aime à se rendre compte des motifs de sa conduite, et c'est plus rassurant pour le malade. Voyons donc comment on peut faire une application logique de l'axiome proclamé ci-dessus.

§ V. — Application rationnelle de l'axiome universel de la thérapeutique.

J'ai dit que c'était une idée neuve que de vouloir constituer la thérapeutique sous la domination d'un seul principe, en dehors de tout système de pathologie. Cela n'est vrai qu'en parlant des temps modernes, car il y a eu dans l'antiquité une secte de médecins philosophes qui conçut le même projet et en tenta l'exécution. Mais leur doctrine n'a point prévalu, soit qu'ils l'aient mal développée et mal défendue, soit que leurs contemporains ne l'aient pas justement appréciée. Toujours est-il que leurs travaux et leur système ont été à peu près complétement perdus, et que leur nom même est devenu, dans beaucoup d'occasions, un terme d'injure, de mépris (1).

En méditant un peu sur cet axiome : *Toute médication qui a*

____

(1) Voyez mon *Histoire de la médecine*, troisième période; de l'empirisme, tome I.

guéri une maladie doit guérir également les maladies analogues, on ne tarda pas à s'apercevoir que sa mise en pratique repose sur trois conditions, savoir : l'homogénéité des maladies, l'identité des moyens curatifs, la connaissance du traitement le plus convenable à chaque espèce morbide. Voyons donc comment on peut remplir ces trois conditions d'une manière, sinon parfaitement exacte, du moins de plus en plus approximative.

Première condition. — *Homogénéité des maladies.* — Il est inouï qu'un praticien ait rencontré dans sa vie deux cas morbides absolument identiques, et peut-être la nature n'en engendre-t-elle pas de pareils. Il faut donc de toute nécessité qu'on se contente sous ce rapport d'une approximation plus ou moins grande. Mais à quel degré d'approximation le médecin doit-il s'arrêter, ou, en d'autres termes, à quels signes reconnaîtra-t-il qu'il y a assez de similitude entre deux maladies, dont l'une est actuellement sous ses yeux, et dont l'autre a été observée précédemment, pour qu'on traite la seconde par les mêmes remèdes que la première?

Nous touchons ici à la question la plus épineuse de toute la pathologie, celle qui a été l'objet des recherches les plus assidues, des méditations les plus profondes, celle qui a suscité le plus de discussions, donné naissance au plus grand nombre de systèmes, enfanté le plus d'erreurs : Quels sont les signes caractéristiques de l'homogénéité des maladies? Interrogez là-dessus les médecins de toutes les sectes, de toutes les époques, ils vous répondront tous d'une manière différente, souvent même opposée.

Dans l'origine, on se contentait d'une ressemblance très-superficielle; il suffisait qu'un malade présentât un ou deux symptômes pareils à ceux qu'on avait observés chez un autre, pour qu'on se crût autorisé à lui appliquer le même traitement. C'est encore sur cette apparence grossière que les charlatans, les médicastres, jugent tous les jours de l'homogénéité des maladies, et qu'ils se permettent de conseiller certaines médications. Qu'un enfant, par exemple, soit atteint d'un léger impetigo de la face ou du cuir chevelu, un pharmacopole ne manquera pas de lui prescrire des amers, des dépuratifs, des exutoires, sans s'inquiéter de l'état des voies digestives ni de la susceptibilité nerveuse du jeune pa-

tient. Qu'un vieillard rejette en toussant quelques mucosités, —
en avant les élixirs, les antiglaireux, les antipituiteux, etc.!

Ce n'est pas avec cette légèreté que les hommes exercés à l'observation des malades osent prescrire des remèdes ; ils savent combien est fautive et dangereuse cette manière de diagnostiquer, c'est-à-dire de juger un cas pathologique : « J'ai vivement senti en tout temps, dit Pinel, et je sens chaque jour davantage combien il importe, à l'exemple des naturalistes, de cultiver la science des signes, de se former à bien saisir les caractères extérieurs des maladies, et d'être toujours en garde dans les cas difficiles contre l'illusion et l'erreur (1). »

« Malgré les immortels travaux de Morgagni, dit M. Bouillaud, malgré l'impulsion anatomo-pathologique que Bichat et son école avaient imprimée à la médecine, et que Pinel a la gloire d'avoir suivie dans quelques parties de sa nosographie, les temps n'étaient pas encore venus où l'on donnerait, pour ainsi dire, un corps aux maladies, en les rattachant aux organes, en les localisant, en un mot. Cette grande ère, préparée depuis longtemps, ne luit enfin dans tout son jour et ne brilla de tout son éclat, qu'à l'époque où l'auteur des *phlegmasies chroniques* s'empara du sceptre de la médecine que le vieux Pinel avait si longtemps porté avec gloire, mais dont il ne pouvait plus soutenir le poids. Cette nouvelle ère date de 1816, où parut le fameux *Examen de la doctrine médicale généralement adoptée*, avec cette épigraphe tirée de Bichat : *Qu'est l'observation si l'on ignore là où siége le mal (2)?* »

Ainsi la formule nosologique de Pinel, qui avait paru si exacte au commencement du dix-neuvième siècle, est jugée insuffisante par Broussais quelques années après; et la formule de Broussais, dont M. Bouillaud fait un si grand éloge, paraîtrait aujourd'hui incomplète dans beaucoup de cas, tant il est vrai que le diagnostic des maladies varie à mesure que la science fait des progrès, et

(1) *Nosographie philosophique*, sixième édition.—Introduction, page v.
(2) *Essai sur la philosophie médicale*, deuxième partie, chapitre ii, article 3, page 147.

offre en tout temps des difficultés extrêmes que le vulgaire ne peut soupçonner.

On est effrayé des détails immenses et minutieux que M. Louis exige pour l'appréciation des faits pathologiques ; et cependant, après mûre réflexion, on est obligé de convenir avec lui que ces détails *sont nécessaires à la recherche de la vérité* (1).

Voici le tableau abrégé des principaux caractères qui constituent aujourd'hui le diagnostic des maladies, et par lesquels on peut discerner l'espèce morbide ou l'homogénéité de chacune d'elles : 1° les circonstances antérieures à l'invasion de la maladie, ce qui comprend les prédispositions ou diathèses, les causes occasionnelles ou déterminantes, la contagion, l'infection, etc.; 2° le siége anatomique de la maladie, c'est-à-dire la désignation de l'organe ou du tissu principalement affecté, et quelquefois l'indication de l'humeur viciée; 3° le mode et le degré d'altération de ces organes; 4° les troubles fonctionnels idiopathiques et sympathiques, leur marche régulière ou irrégulière, continue ou intermittente; 5° enfin, les lésions cadavériques trouvées chez les sujets qui ont succombé à des affections de la même espèce.

On voit, par cette énumération des principaux objets dont se compose le diagnostic d'une maladie, que, pour être en état de remplir convenablement cette condition, il faut unir aux connaissances les plus précises de la nosographie et de la pathologie, les lumières de l'anatomie, de la physiologie, de l'analyse chimique, de l'anatomie pathologique, etc., etc.

Cette immense difficulté du diagnostic est, sans contredit, un des plus grands obstacles que l'on rencontre dans l'étude et la pratique de la médecine. Il n'est pas de systèmes, pas de combinaisons, que les pathologistes et les nosographes n'aient imaginés pour la résoudre ou l'atténuer. Tous se sont efforcés de ramener les nuances infinies des dérangements de la santé à un petit nombre de types, distincts les uns des autres, par des caractères appréciables.

(1) *Mémoire sur l'examen des malades et la recherche des faits généraux.* — Paris, 1837, tome I, Mémoire de la Société générale d'observation.

Hahnemann seul, voulant épargner à ses disciples et à lui-même les labeurs du diagnostic, a donné le singulier précepte d'inscrire les uns à la suite des autres, sans choix, sans discernement, dans l'ordre même où ils apparaissent, tous les phénomènes observés durant le cours des maladies, tant par le malade que par le médecin. Mais cette méthode, si naturelle et si exacte en apparence, est, au fond, extrêmement défectueuse et même impraticable à la rigueur, comme on peut s'en convaincre par le faible aperçu suivant :

1° Une telle méthode est excessivement défectueuse ; car elle a l'inconvénient capital d'attribuer la même valeur à tous les phénomènes morbides, tandis qu'il existe entre eux d'énormes différences, comme le prouve la plus simple observation clinique. Que penser d'un pathologiste qui considère comme des signes d'une même maladie, ayant une égale importance, les symptômes suivants :

Faim insatiable,

Pâleur de la face,

Scrofules,

Sueurs à la tête, après avoir dormi,

Chaleur brûlante à la paume des mains,

Pieds froids et secs,

Engourdissement des bras ou des mains,

Angines fréquentes,

Fréquents furoncles,

Vomissement de sang,

Hoquet après avoir mangé ou bu,

Tranchées dans le rectum en allant à la selle,

Absence de désirs vénériens,

Lasciveté effrénée,

Somnolence pendant le jour à la suite des repas,

Accès de propension à la colère avoisinant l'aliénation mentale,

Frayeur souvent à la moindre cause, etc., etc. (1)?

(1) Voyez Hahnemann, *Traité des maladies chroniques*, traduction de Jourdan. Paris, 1846, tome I, page 67 et suiv.

Des milliers de phénomènes, jetés ainsi pêle-mêle, ne constituent pas plus une observation clinique, ne donnent pas mieux l'idée d'une maladie que des pierres entassées au hasard ne constitueraient le Panthéon, ou que des lignes tirées capricieusement sur le papier n'offriraient l'image d'un monument régulier. Ce n'est point là, il faut le dire, une méthode ; c'est l'absence, la négation de toute méthode en pathologie. C'est le chaos substitué à l'ordre.

2° Un motif péremptoire s'oppose, du reste, à l'adoption d'un tel procédé. Ce motif consiste, comme nous l'avons énoncé plus haut, dans l'impossibilité de le mettre à exécution. En effet, essayez de noter tous les accidents graves et légers, durables et fugaces, qui surviennent dans le cours d'une affection morbide ; tenez compte, si vous le pouvez, de tous les changements, de toutes les impressions que le malade éprouve, soit au moral, soit au physique, chaque jour, à chaque heure, à chaque minute. Autant vaudrait essayer de supputer les grains de sable que le vent soulève, ou les atomes qu'un rayon solaire, plongeant dans une salle obscure, fait voltiger dans l'air. L'une et l'autre entreprises sont également inexécutables, également futiles.

On est donc conduit, par l'enchaînement naturel des idées et par la force irrésistible des choses, à faire un choix parmi les symptômes qui se manifestent dans le cours des maladies. On est contraint de se poser cette question : quels sont, parmi les phénomènes pathologiques, ceux qui ont une importance majeure, ceux qui en ont une médiocre, et ceux qui en ont une si peu appréciable, qu'on peut les négliger sans inconvénient ?

Deuxième condition. — *Identité des moyens curatifs.* — L'hygiène et la matière médicale étant les deux sources d'où le médecin tire les moyens de combattre les maladies, il est de toute évidence que le praticien doit être parfaitement au courant des ressources que lui offrent ces deux sciences. Or l'hygiène s'éclaire nécessairement des lumières de la physique, de la chimie, etc. ; la matière médicale ne peut se passer de celles de la pharmacologie, de l'histoire naturelle, etc. Ainsi donc il faut que le praticien ne soit étranger à aucune de ces branches des connaissances humaines, afin de mettre dans le choix, la préparation et la surveillance des agents curatifs autant d'exactitude et de discernement que possible.

Il est, en outre, indispensable qu'il obtienne, de la part du malade, une entière docilité ; de la part des servants, un zèle et une fidélité irréprochables.

Troisième condition. — *Connaissance du traitement le plus convenable à chaque espèce morbide.* — L'aptitude à remplir cette dernière condition, c'est-à-dire à discerner le traitement le mieux approprié à chaque cas pathologique, constitue seule le véritable praticien. Elle le distingue du médecin purement érudit ; elle forme le complément suprême de l'éducation médicale. Mais rien n'est plus rare qu'une telle aptitude ; rien n'est plus difficile à acquérir. On n'y parvient qu'en joignant aux connaissances scientifiques de son siècle une grande expérience, dirigée par une sage méthode, soutenue par un désir sincère d'être utile à ses semblables et par une foi raisonnée dans l'efficacité de l'art.

Oui, c'est une vérité proclamée par tous les maîtres de la science, qu'il ne suffit pas de voir beaucoup de malades pour devenir un médecin très-expérimenté ; il faut encore apporter dans l'examen de ces malades une attention, un zèle de tous les instants, que ne rebutent ni la fatigue ni les dégoûts dont l'exercice de la médecine est entouré. Or celui-là seul est capable de vaincre de tels obstacles, qui se livre à l'étude et à la pratique de son art avec un véritable amour des hommes et une confiance raisonnée dans l'efficacité des moyens qu'il emploie. L'instinct populaire lui-même sait bien distinguer le praticien qui observe ses malades avec attention et intérêt, de celui qui les regarde à peine, les écoute avec distraction et leur prescrit des remèdes avec indifférence.

Mais je suppose qu'un médecin soit pourvu des connaissances nécessaires et animé de sentiments dignes de sa profession, quelle méthode devra-t-il suivre pour arriver à la détermination du traitement le plus convenable à chaque espèce morbide ?

Nous avons déjà dit que les premiers expérimentateurs n'avaient fait aucun raisonnement sur l'action intime des remèdes, qu'ils se

contentaient d'en observer les effets les plus apparents et de noter
ceux qui avaient guéri ou paru guérir certaines maladies, pour
les employer ensuite dans les cas semblables. C'est ainsi que furent dressées les premières matières médicales : les moyens curatifs y furent classés d'après leurs effets les plus ordinaires et les
plus évidents. La saignée, par exemple, devait être rangée parmi
les déplétifs des vaisseaux sanguins ; l'ellébore parmi les eccopro-
tiques, parce qu'il provoque ordinairement des selles ; l'opium
parmi les upnotiques ou les anodins, parce que souvent il fait
dormir, et qu'il éteint ou obscurcit le sentiment de la douleur.

Cette classification et ces dénominations étaient irréprochables,
car elles étaient fondées sur une action réelle et incontestable des
agents curatifs. D'ailleurs, si des imperfections ou des erreurs
s'étaient glissées dans les premiers recueils par suite d'observations superficielles ou trop précipitées, une observation plus mûre,
plus attentive, pouvait les faire disparaître. Ainsi, après avoir
rangé l'opium parmi les upnotiques, rien n'empêchait d'ajouter
que cette substance, au lieu de faire dormir, agite quelquefois ;
d'où il suit qu'il faut être très-circonspect dans son administration, et s'attacher surtout à déterminer dans quelles circonstances
et à quelles doses elle produit ou augmente l'agitation.

On voit par ces exemples que la thérapeutique, qui avait été
fondée, dès le principe, sur les résultats simples de l'expérience,
aurait pu être agrandie et perfectionnée par la même méthode,
c'est-à-dire en continuant de tenir compte seulement des résultats
purs de l'expérience, sans chercher à les expliquer. Telle est, en
effet, la méthode que Bichat semble préconiser dans cette phrase :
« Otez les médicaments dont l'effet est de stricte observation,
comme les évacuants, les diurétiques, les sialagogues, etc., ceux
par conséquent qui agissent sur une fonction déterminée, que sont
nos connaissances sur les autres ? »

Mais il est arrivé une époque où cette manière d'étudier l'action des agents thérapeutiques a paru trop simple, trop superficielle, trop sujette à l'erreur. On a voulu pénétrer plus avant
dans le secret des modifications que chacun d'eux imprime à l'é-
conomie. On a fait le raisonnement suivant : Les effets sensibles

des remèdes varient selon une foule de circonstances qu'il est souvent difficile de préciser; mais, comme ces effets consécutifs dépendent tous de l'impression intime, moléculaire, que chaque substance médicamenteuse exerce constamment sur l'organisme, si on parvient à déterminer la nature de cette impression, on connaîtra par là même les effets secondaires qui en découlent, on pourra s'en rendre compte, les prévoir, les expliquer logiquement.

Cette seconde méthode fut jugée la plus rationnelle, la plus courte, la plus directe ; elle prévalut généralement dans la science, et elle est encore suivie par la plupart des écrivains en médecine. Cependant il s'en faut de beaucoup qu'elle ait produit des résultats satisfaisants, à en juger par le profond désaccord qui règne aujourd'hui entre les auteurs de matières médicales, désaccord dont j'ai donné un faible aperçu dans ma première lettre, désaccord que Bichat a peint en termes énergiques.

« A quelles erreurs, dit-il, ne s'est-on pas laissé entraîner dans l'emploi et dans la dénomination des médicaments? On créa des désobstruants quand la théorie de l'obstruction était en vogue. Les incisifs naquirent quand celle de l'épaississement des humeurs lui fut associée. Les expressions de délayants, d'atténuants, et les idées qu'on leur attacha, furent mises en avant à la même époque. Quand il fallut envelopper les âcres, on créa les invisquants, les incrassants, etc. Des moyens identiques ont eu souvent des noms différents, suivant la manière dont on croyait qu'ils agissaient. Désobstruant pour l'un, relâchant pour l'autre, rafraîchissant pour un autre, le même médicament a été tour à tour employé dans des vues différentes et même opposées, tant il est vrai que l'esprit de l'homme marche au hasard quand le vague des opinions le conduit (1).

Ce serait ici le lieu de parler des méthodes thérapeutiques, c'est-à-dire des plans généraux de traitement qu'on peut former dans

____

(1) *Anatomie générale.* — Considérations générales, § 2, tome I, page 9. Édit. de M. Maingault. Paris, 1818.

l'état actuel de la science, indépendamment de tout système de pathologie. Mais ce n'est pas à la fin d'une lettre que je voudrais aborder un sujet si important, sur lequel j'ai à dire bien des choses qui sortent tout à fait du cercle des idées rebattues dans les écoles. Je le réserve donc pour une autre occasion où il me sera possible de le traiter avec le développement et les détails convenables. En attendant, j'engage le lecteur qui serait désireux d'avoir une notion superficielle de ces choses, à lire l'article intitulé : *De la méthode en thérapeutique*, dans mon *Histoire de la médecine* (1).

§ VI. — Conclusion.

Nous avons prouvé qu'aux yeux des savants comme des ignorants, aux yeux des hommes versés dans les études et la pratique médicales comme aux yeux des hommes étrangers à l'art de guérir, le meilleur critérium de la vérité en médecine n'était autre que l'épreuve thérapeutique. En conséquence, nous avons cherché à établir cette épreuve sur un principe fixe, évident, incontestable, à l'abri de toutes les vicissitudes des théories pathologiques, et nous avons trouvé que ce principe pouvait être formulé ainsi : *Toute médication qui a guéri une maladie doit guérir également les maladies analogues.* D'où découle ce précepte universel et absolu : *Traitez chaque cas morbide par les moyens dont l'expérience a démontré l'efficacité dans des cas homogènes.*

Ensuite nous avons fait voir que l'application rationnelle de cet axiome repose sur trois conditions, dont l'accomplissement exige que le praticien joigne aux connaissances scientifiques les plus étendues une expérience consommée, c'est-à-dire que cette application nécessite, provoque le développement indéfini de toutes les branches intrinsèques et accessoires de la science médicale. Sous l'impulsion d'un tel principe, la science a grandi dès son origine, et elle doit grandir incessamment.

(1) Tome II, page 499.

C'est pourquoi un de nos plus anciens auteurs a pu dire avec
une vérité profondément sentie : « La médecine est dès longtemps
en possession d'un principe et d'une méthode qu'elle a trouvés.
Avec ces guides, de nombreuses et excellentes découvertes ont été
faites dans le long cours des siècles, et le reste se découvrira, si
des hommes capables, instruits des découvertes anciennes, les
prennent pour point de départ de leurs recherches. Mais celui qui,
rejetant et dédaignant tout le passé, tente d'autres méthodes et
d'autres voies, et prétend avoir trouvé quelque chose, celui-là se
trompe et trompe les autres (1). »

Cet avertissement prophétique n'a pas empêché une foule d'é-
crivains postérieurs de chercher d'autres voies, de proclamer des
principes nouveaux. Quelles ont été les causes de cette révolution
scientifique ? quelles en sont encore aujourd'hui les conséquences ?
Voilà ce que je me propose d'examiner dans ma prochaine missive.

(1) *OEuvres hippocratiques*, traduction française de M. Littré. Paris, 1839,
tome I. — Traité de l'ancienne médecine, § 2.

TROISIÈME LETTRE

§ I. — Des causes qui engagèrent les médecins à quitter la voie primitive de l'observation pure.

L'art est long, la vie courte, l'expérience trompeuse, le jugement difficile, s'écrie Hippocrate, au moment de livrer à la publicité ses aphorismes, résumé de la science médicale de son temps, recueillie par ses ancêtres et par lui, dans les temples d'Esculape, pendant une série de siècles. Cette sentence, qu'on peut regarder comme le testament scientifique du plus grand médecin de l'antiquité, renferme tout le secret de la révolution intellectuelle que nous allons retracer. C'est pour hâter les progrès trop lents de l'art de guérir, pour éviter les interminables et dangereux tâtonnements de l'expérience, pour lever les difficultés du jugement ou de la *diagnose,* que les médecins abandonnèrent jadis la voie de l'observation pure et simple, espérant trouver un guide plus sûr dans les spéculations physio-pathologiques.

En effet, le précepte universel de thérapeutique formulé à la fin de la lettre précédente, en ces termes : *Traitez chaque cas de maladie par les remèdes dont l'expérience a démontré l'efficacité dans des cas semblables ou homogènes ;* ce précepte, dis-je, que les médecins de l'ère primitive suivaient instinctivement, suppose que l'on possède un traitement éprouvé pour chaque espèce morbide, et que l'on sait discerner parfaitement l'homogénéité ou similitude des cas pathologiques. Or la science est encore aujourd'hui bien éloignée de ce degré de perfection, nonobstant les incontestables progrès qu'elle a faits depuis le siècle d'Hippocrate. On rencontre journellement, dans la pratique, des maladies contre lesquelles l'expérience n'a fait découvrir jusqu'à présent aucun moyen sûr de guérison ou de soulagement. Ensuite il n'est pas rare qu'un remède qui s'était montré d'une efficacité remarquable contre certaines affections, échoue dans des cas qu'on jugeait tout à fait analogues aux premiers.

Dans toutes ces circonstances, malheureusement trop fréquentes, le précepte ci-dessus laisse le praticien dans l'embarras; il ne lui indique en aucune manière la conduite qu'il doit tenir. Les médecins de l'école expérimentale ou empirique d'Alexandrie reconnurent cette lacune, et ils s'efforcèrent de la combler en ajoutant à leur règle générale de thérapeutique un corollaire sous le nom d'*analogisme* ou d'*épilogisme*. Voici en quoi consistait ce corollaire :

Exemples d'analogisme empirique. — Rencontrez-vous, disaient ces médecins philosophes, un cas morbide sur lequel votre expérience ni celle d'autrui ne vous fournit aucune indication? vous ne pouvez, en cette occurrence, faire autre chose qu'un essai. Cherchez alors quelle est l'affection avec laquelle le nouveau cas paraît avoir le plus d'analogie, et essayez contre celui-ci les remèdes qui ont réussi contre l'autre. Ainsi la médication qui aura été employée avec succès contre l'érysipèle pourra être essayée contre certaines dartres; ainsi le traitement qui aura guéri un rhumatisme du bras guérira, selon toute probabilité, un rhumatisme de la jambe.

Ils appliquaient le même raisonnement à la recherche des moyens curatifs que nous nommons succédanés ou supplémentaires, quand les moyens éprouvés venaient à leur manquer. Ainsi, l'expérience ayant appris que le suc du coing est utile contre le flux cœliaque; s'ils ne pouvaient se procurer cette substance, ils essayaient de la remplacer par une autre qui eût avec la première une analogie sensible : le suc de la nèfle, par exemple, qui est analogue au coing par son âpreté, leur eût paru propre à remplir la même indication.

Les analogies des empiristes étaient toutes fondées sur des qualités *sensibles, apparentes,* soit qu'elles s'appliquassent au diagnostic des maladies, soit qu'elles eussent rapport au choix des agents curatifs. Ces analogies parurent trop superficielles et peu sûres aux dogmatistes de toute sorte. Ceux-ci préférèrent aller la recherche d'analogies plus radicales, c'est-à-dire fondées sur des qualités moins superficielles et plus stables, qu'ils décoraient des noms de qualités *élémentaires*, ou *constitutives*, ou *essentielles*, ou *occultes*, etc.

Exemples d'épilogisme empirique. — Un malade éprouve-t-il, dans la région hypogastrique, des douleurs revenant par intervalles irréguliers, et susceptibles de s'exaspérer, soit par la marche, soit par l'équitation, s'apaisant au contraire ou diminuant par le repos? si, chez ce malade, l'émission des urines s'interrompt parfois subitement, pour recommencer après une pause plus ou moins longue, on peut conjecturer que la présence d'un calcul dans la vessie est la cause de tous ces accidents. Enfin, si une sonde métallique, introduite par l'urètre jusque dans ce réservoir membraneux, fait percevoir à la main qui la dirige une sensation de frottement contre un corps solide et rugueux, votre conjecture se changera en quasi-certitude, parce que l'autopsie cadavérique et l'opération de la taille ont appris qu'un calcul vésical donnait lieu ordinairement à ce concours de symptômes. — Qu'un homme mordu par un chien dont on a perdu aussitôt la trace, présente, au bout de quelques jours, des symptômes d'hydrophobie, on sera autorisé à penser que cet animal était enragé, quoiqu'on n'ait pas eu le temps d'observer en lui les signes de la rage.

Voilà par quel usage du raisonnement les empiristes tâchaient de remonter jusqu'aux causes morbides, actuellement cachées, mais susceptibles de tomber sous les sens. Ils nommaient ces causes *occasionnelles* ou *évidentes*.

Les dogmatistes ne se contentaient pas de la connaissance de cet ordre de causes. Ils voulaient pénétrer le mécanisme intime des phénomènes de la nature; ils en recherchaient les causes dites *immédiates*, ou *intégrantes*, ou *essentielles*, etc.; et ils prétendaient fonder là-dessus leurs indications curatives.

L'analogisme des empiristes s'arrêtait à des qualités qu'on regardait comme superficielles, peu importantes et trop mobiles; leur épilogisme ne tendait qu'à la découverte des causes étrangères à l'organisme et dont on ne déterminait nullement le mode d'action. En outre, ces théoriciens rejetaient d'une manière beaucoup trop absolue les lumières de l'anatomie et de la physiologie. Ils ne comprirent pas que sans elles le diagnostic manque de précision dans une foule de cas, c'est-à-dire qu'on est exposé à considérer comme homogènes des maladies très-dissemblables, et comme hétérogènes des affections qui ont entre elles la plus grande analogie.

Le système empiritique, tel qu'il nous a été transmis par les historiens de la médecine, renfermait l'esprit humain dans un cercle trop étroit. Or l'esprit humain est ainsi fait, qu'il préfère s'égarer en dépassant les limites qui lui ont été imposées par le Créateur, que de rester en deçà. A une époque où les philosophes prétendaient expliquer l'énigme de l'univers ou *macrocosme* par des spéculations sur les atomes, sur les éléments, ou sur la puissance harmonisatrice, comment interdire aux physiologistes les spéculations sur le principe moteur de l'économie animale, sur les humeurs élémentaires du corps humain, sur les causes primordiales et les phénomènes constitutifs des maladies, sur l'action intime des remèdes, etc.?

Ce système fut rejeté comme s'arrêtant à des apparences grossières, sur le terrain mouvant de l'expérience, comme ne donnant aucune satisfaction à notre désir naturel de connaître, et n'offrant à l'art de guérir aucune base fixe et solide. En conséquence, on abandonna la voie primitive de l'observation pure ; on chercha une autre route et d'autres principes, qui semblaient tendre plus directement au but final de la science médicale, la conservation de la santé et la guérison des maladies. On fit le raisonnement suivant :

Pour trouver les moyens les plus propres à conserver la santé et la vie du corps, il faut savoir de quelles parties celui-ci est composé, quels éléments le constituent, quelles forces le soutiennent, quelles lois régissent l'action de ces forces ; de même, pour être en état de guérir sûrement les maladies, il faut en connaître le mode de formation, les causes génératrices, les phénomènes essentiels. Voilà l'unique source où l'on peut puiser des indications rationnelles de traitement. A défaut de ces connaissances, le médecin ressemble à un aveugle armé d'un bâton qui frappe au hasard sur la maladie ou sur le malade.

Telle est l'argumentation qu'on ne cesse de faire, sous mille variantes, depuis Hippocrate, et sur laquelle on se fonde pour mettre au premier rang des branches de la science médicale la physiologie et la pathologie, et pour rejeter la thérapeutique dans un plan secondaire, comme n'étant qu'une déduction, un corollaire des deux précédentes. Consultez les théoriciens les plus fameux de l'antiquité et des temps modernes, tous, ou à peu près tous, reproduisent le même raisonnement en termes plus ou moins explicites.

§ II. — Conséquences de cette révolution scientifique.

Du moment qu'il fut admis, en principe, que la physiologie et la pathologie sont la base de la thérapeutique; que le traitement d'une maladie quelconque doit être déduit logiquement de l'idée qu'on se forme de sa nature, de ses phénomènes intimes, de ses causes; dès ce moment, dis-je, toutes les recherches des médecins durent avoir pour but principal de déterminer les lois de la vie, la nature et le mode de génération des affections morbides. Dès lors aussi toute médication dont les effets pouvaient s'expliquer suivant les idées physio-pathologiques du jour fut censée rationnelle. Toute médication, au contraire, dont les effets ne se prêtaient nullement à une pareille interprétation, fut censée non rationnelle ou illogique, quelle que fût d'ailleurs son efficacité.

Dans cet ordre d'idées, notez-le bien, l'épreuve thérapeutique cesse d'être le criterium suprême de la vérité en médecine, le dernier mot, *ultima ratio*, que l'on puisse donner pour justifier le choix d'un traitement. Oui, selon cette manière de voir, le dernier mot, *ultima ratio*, de la médecine pratique, c'est l'interprétation physiologique de l'action curative des médicaments. Tel est le plan, tel est l'ordre d'idées d'après lequel ont été constitués tous les systèmes de médecine anciens et modernes, à l'exception de l'empirisme seul. Hippocratistes, méthodistes, éclectistes, mécaniciens, chémiâtres, solidistes, humoristes, organiciens, animistes, etc., toutes ces sectes médicales, si divisées entre elles, s'accordent en ce point, qu'elles subordonnent leurs méthodes curatives à quelque idée ou quelque notion physio-pathologique.

Si, laissant de côté les théories éteintes avant la fin du dernier siècle, on jette un coup d'œil rapide sur celles de notre âge, on se convaincra facilement de la vérité de ce que j'avance.

Organo-dynamisme. — Haller venait de publier sa grande physiologie; ses expériences sur l'irritabilité avaient rempli le monde savant d'admiration. Brown, aussi profond logicien qu'observateur superficiel, ayant concentré ses méditations sur cette propriété physiologique, crut pouvoir expliquer par elle tous les phénomènes de la vie, et fonder sur cette base un système complet de médecine. Il affirme que la vie tout entière, en santé comme en maladie, est un effet de la stimulation, et de la *stimulation seulement;* que toute affection morbide consiste dans un excès ou un défaut de stimulus; que le résultat de toute action curative se réduit à l'accroissement ou la diminution de l'excitement (1).

Les rasoriens, adoptant la même idée, ne voient dans les maladies qu'un excès ou un défaut de la force vitale, une hypersthénie ou une hyposthénie; et, dans l'action des modificateurs thérapeutiques, qu'un accroissement ou une diminution de cette force. Mais ils se séparent des browniens, en ce que ceux-ci considèrent l'incitabilité comme uniformément répandue dans l'économie animale, tandis que les disciples de Rasori la considèrent comme répartie inégalement dans les divers tissus et les divers organes. Les premiers n'admettent que des maladies générales et des excitants généraux; les derniers reconnaissent des affections spéciales, soit par leur siége, soit par leur nature, et des remèdes dont l'action se porte de préférence sur tels ou tels organes.

Broussais ne changea rien non plus à la donnée physiologique de Brown; il en convient lui-même expressément. « Brown, dit-il, posa d'abord en principe que la vie ne s'entretient que par l'incitation, et que vivre n'est autre chose qu'être excité. Jusqu'ici rien de mieux; il est bien évident que tout ce qui nous fait vivre n'a pour effet perceptible, au sens de l'observateur, que de rani-

____

(1) *Éléments de médecine de Brown,* traduits de l'anglais par Fouquier. Paris, 1805. Chapitre iii, § 22-23.

mer les phénomènes auxquels nous attachons l'idée de vie, lorsqu'ils allaient en diminuant et semblaient tendre à s'anéantir. Mais, pour tirer parti de ce principe, il fallait étudier toutes les parties du corps en rapport avec les agents externes excitants, rechercher comment les organes s'excitent réciproquement les uns les autres, étudier attentivement les effets des excitants externes et internes dans chacun des tissus dont les organes sont composés. Or c'est ce que Brown ne fit pas; car cette manière d'étudier l'excitation n'est autre chose que la doctrine française, qui porte le nom de doctrine, ou, si l'on veut, de méthode physiologique (1). »

Dans ce passage, Broussais caractérise avec beaucoup de netteté la théorie de Brown et la sienne. On voit qu'il adopte sans aucune restriction le principe physiologique de l'Écossais, mais qu'il étudie les effets de l'excitation, non dans l'ensemble de l'économie, mais sur chaque tissu, sur chaque organe en particulier, à la manière des rasoriens.

En quoi diffère-t-il donc de ces derniers? demanderez-vous peut-être. — En ce que ceux-ci considèrent l'action spéciale de la plupart des modificateurs externes sur chaque partie de l'organisme comme ab-irritative ou hyposthénisante; tandis que le pathologiste français considère cette même action comme hypersthénisante ou irritative (2).

Voilà donc trois logiciens d'une force peu commune, qui déduisent de la même idée physiologique trois systèmes, dont les conclusions pratiques sont opposées ou très-différentes : spectacle curieux et instructif, bien propre à nous rendre circonspects sur les applications de la physiologie à la thérapeutique. En vain le réformateur français attribue à sa doctrine l'épithète exclusive de physiologique; cet artifice de langage ne saurait en imposer à personne : il est bien évident que sa doctrine ne dérive pas plus de la physiologie que les deux précédentes, ni que celles dont il va être question tout à l'heure. Seulement chacun de ces systé-

---

(1) *De l'irritation et de la folie*, chapitre II, page 47. Paris, 1828.
(2) Voyez ma première lettre, § 4.

matistes eut la prétention de mieux entendre la physiologie que ses prédécesseurs et ses adversaires.

VITALISME. — Vers la fin du dernier siècle et le commencement de celui-ci, un esprit des plus vastes et des plus profonds dont s'honore la médecine française, Barthez, se proposa également d'établir la pratique médicale sur la physiologie, dans un ouvrage intitulé : *Nouveaux éléments de la science de l'homme.* Il déclare lui-même dans un discours préliminaire que tel est son but et son espérance : « Indépendamment de son utilité dans la métaphysique et la morale, la science de l'homme physique présente, dit-il, à la curiosité un aussi grand attrait qu'aucune autre science, et elle acquiert le plus haut degré d'intérêt, lorsqu'on voit qu'elle fait la base des connaissances nécessaires à l'art de guérir (1). » Il insiste, dans plusieurs autres passages du même discours, sur l'union nécessaire qui existe entre la physiologie et la médecine pratique, et il termine par un mouvement d'indignation contre ceux qui ne partagent pas sa conviction à cet égard (2).

Barthez admet dans le corps humain trois ordres de forces ou trois dynamismes : 1° un agrégat matériel qui obéit aux lois physico-chimiques ; 2° une force harmonisatrice qu'il nomme principe vital, force qui, répandue dans toutes les parties, et ne résidant sur aucune exclusivement, les fait sympathiser les unes avec les autres, coordonne leurs mouvements vers un but commun, la conservation de la vie, et agit en toutes choses automatiquement, d'après des lois particulières, sans avoir la conscience ni de son existence ni de ses actes ; 3° enfin, un principe immatériel appelé âme, doué de spontanéité, de conscience et de perception, capable d'influer accidentellement sur les fonctions vitales.

Voici un passage, entre beaucoup d'autres, où ce triple dynamisme est clairement indiqué : « Les suites de la mort de l'homme, dit cet auteur, sont relatives à la dissolution du corps, à l'extinction des forces du principe vital et à la séparation de l'âme...

(1) *Nouveaux éléments de la science de l'homme.* Paris, 1806.—Discours préliminaire, page 1.

(2) *Ibidem.* Dernier alinéa, page 45.

Autant qu'est sensible cette métamorphose de la partie terrestre
de l'homme, autant est douteux le sort du principe vital après la
mort. Si ce principe n'est qu'une faculté unie au corps vivant, il
est certain qu'à la destruction de ce corps il rentre dans le système des forces de la nature universelle. S'il est un être distinct du
corps et de l'âme, il peut périr lors de l'extinction de ses forces
dans le corps qu'il anime, mais il peut aussi passer dans d'autres
corps humains et les vivifier par une espèce de métempsy-
cose (1). »

Barthez doutait si le principe vital a une existence propre, distincte de celle du corps et de l'âme, ou s'il n'est qu'une modalité
de la matière organisée, une force unie nécessairement à la combinaison matérielle dont chaque corps est formé. M. Lordat, héri-
tier et continuateur de sa doctrine, n'hésite pas à lever le doute ;
il affirme que le principe mystérieux qui donne l'impulsion à
l'économie animale jouit d'une existence propre, séparée de celle
du corps et de l'âme. Il consacre à la démonstration de cette
opinion un livre entier, sous le titre d'*Insénescence du sens intime*.

Il faut l'avouer, l'école de Montpellier me paraît en possession
d'une vérité physiologique d'une haute importance, qu'elle a raison de ne pas abandonner. Sa doctrine sur le principe vital ou la
force harmonisatrice des corps organisés est bien justement nommée hippocratique. Elle est, en effet, consignée dans plusieurs
des écrits attribués au médecin de Cos, lequel donne à la force
harmonisatrice de l'organisme vivant des noms divers. Il appelle
cette force, suivant l'aspect sous lequel il l'envisage, tantôt moteur, ἐνορμῶν, tantôt nature, φύσις, etc. On lit, entre autres choses, dans le *Traité de l'aliment :* « La nature suffit à tout et pour
tout... Dans l'intérieur est *un agent inconnu* qui travaille pour le
tout et pour les parties, quelquefois pour certaines, non pour
d'autres... La nature est une en tout, mais infiniment variée... Il

(1) *Nouveaux éléments de la science de l'homme.* Dernier chapitre, § 316
et 517, tome II, page 556.

(2) *Ibidem.* Chap. ii, section iiᵉ, § 26 et suiv., tome I, page 97.

n'y a qu'un but, il n'y a qu'un effort, tout le corps y participe ; c'est une sympathie universelle (1). »

Cette opinion, qui dérive de la philosophie de Pythagore, renouvelée par Leibnitz, a été adoptée par un grand nombre de naturalistes et de médecins de tous les pays et de tous les temps. Elle paraît suivie généralement en Allemagne ; M. Muller, professeur à l'Université de Berlin, après l'avoir discutée avec beaucoup de profondeur et d'impartialité, finit par incliner vers elle (2). Mais nous n'avons pas à examiner ici jusqu'à quel point une telle doctrine est fondée en physiologie ; nous ne devons nous occuper que de ses conséquences en médecine pratique.

Or, du moment qu'on reconnaît dans la nature humaine un triple dynamisme, savoir : un agrégat matériel, une force vitale harmonisatrice et une essence immatérielle dont les déterminations réagissent quelquefois sur l'organisme vivant, il faut admettre que chacun de ces dynamismes se relève aux yeux de l'observateur par des fonctions spéciales, lesquelles peuvent être lésées soit séparément, soit simultanément. De là trois classes générales de maladies : la première classe comprenant les altérations physico-chimiques des solides et des fluides ; la seconde, les lésions de la force ou des propriétés vitales ; la troisième, les affections de l'âme. Telle est, en effet, la classification nosologique indiquée par Barthez (3).

Je ne veux pas toucher ici les objections graves que pourrait soulever cette classification des maladies ; je passe immédiatement aux conséquences pratiques qui en découlent, suivant son auteur, dont voici les expressions : « Ma doctrine nouvelle sur les facultés et les fonctions du principe vital étant sévèrement déduite des faits et indépendante de tous les systèmes des différentes sectes dans la science de l'homme, elle n'exclut aucune des vues qui sont essen-

---

(1) *OEuvres d'Hippocrate,* traduites par E. Littré. — *Traité de l'aliment,* § 3 et 4.

(2) *Manuel de physiologie.* — Prolégomènes. — Essence de l'organisation vivante. — Traduction de Jourdan. Paris, 1851, tome I, page 16.

(3) *Nouveaux éléments de la science de l'homme.* — Discours préliminaire, IIIe section, page 43.

tielles pour reconnaître, perfectionner et multiplier utilement toutes les méthodes *naturelles, analytiques* et *empiriques* que l'art de guérir peut embrasser dans le traitement des divers genres de maladies (1). »

Laissons maintenant M. Lordat nous expliquer quelles sont les méthodes thérapeutiques auxquelles il est fait ici allusion : « Les méthodes naturelles, dit-il, sont celles qui ont pour objet de favoriser, d'accélérer ou de régulariser la marche des maladies qui tendent à une solution heureuse... Les méthodes analytiques sont celles où, après avoir décomposé une maladie dans les affections essentielles dont elle est le produit, ou dans les maladies plus simples qui s'y compliquent, on attaque directement ces éléments de maladie par des moyens proportionnés à leurs rapports de force et d'influence... Les méthodes empiriques sont celles dont l'expérience a constaté l'efficacité, mais dont les effets immédiats et primitifs n'ont point avec la guérison de la maladie un rapport que notre esprit puisse saisir (2). »

Cette classification des méthodes thérapeutiques est très-importante, et mériterait une discussion approfondie, que je ne puis entamer ici, mais qu'on peut lire *in extenso* dans mon *Histoire de la médecine* (3). »

Je n'ajouterai à ce que j'en ai dit alors qu'une simple réflexion : Comment Barthez, qui prétend fonder la thérapeutique sur la physiologie, n'a-t-il pas vu qu'il n'existe aucune liaison rationnelle, aucune corrélation que l'esprit humain puisse saisir entre son triple dynamisme ou son ternaire physiologique et les trois modes ou plans généraux de curation tracés ci-dessus?

Toutefois, loin de le blâmer d'avoir essayé de rendre la médecine pratique indépendante de tous les systèmes de physiologie et de pathologie, je l'en loue hautement. Ce dont je le blâme, c'est de n'avoir pas su l'affranchir de son propre système, comme de

____

(1) *Nouveaux éléments de la science de l'homme,* page 45.

(2) *Exposition de la doctrine médicale de Barthez,* par M. Lordat ; de la page 294 à 302.

(3) Tome II, page 429.

ceux des autres. Il aurait pu alors fonder une doctrine thérapeutique vraie et durable, au lieu qu'il n'a fait que jeter un trait de
lumière sur cette branche si importante et si difficile de la science
médicale.

Néanmoins ce trait de lumière est un service rendu à la postérité qui l'a recueilli, et qui, le dégageant de l'obscurité et des
erreurs dont il est encore enveloppé, saura en faire jaillir une
clarté vive et féconde.

Homœopathie. — Personne ne s'est élevé avec plus de force et de
persévérance contre tous les systèmes de physiologie et de pathologie que l'auteur de la doctrine homœopathique. Il leur fait une
guerre à outrance dans tous ses écrits, mais particulièrement dans
un opuscule intitulé : *Valeur des systèmes en médecine*, et dans le
paragraphe de sa matière médicale qui a pour titre : *Un Souvenir*.
Il déclare hautement que la médecine n'est et ne peut être qu'une
science *empirique*, de même que la physique et la chimie (1). Il
accuse les pathologistes, tantôt de créer des entités morbides imaginaires et purement nominales, au moyen de symptômes groupés
arbitrairement, tantôt de chercher la cause des maux dont l'homme
est affligé dans les profondeurs d'abstractions physiologiques,
telles que les degrés divers des lésions que la sensibilité, l'irritabilité, la nutrition, peuvent subir. Il les attaque par les armes de la
raison et du ridicule ; il les adjure, au nom de la conscience et de
la religion, de renoncer à de pareilles erreurs.

Qui ne croirait, après tant de déclamations, que le fondateur de
l'homœopathie, l'inventeur des doses infinitésimales, va s'abstenir de toute explication physiologique ; qu'il n'invoquera, en
faveur de sa doctrine, que l'expérience, l'*expérience pure*, comme
il le répète incessamment ? Eh bien, détrompez-vous. Toute l'exposition de son système n'est, d'un bout à l'autre, qu'une théorie

(1) La vraie médecine est, de sa nature, une science simplement empirique, et
ne peut s'attacher qu'à des faits purs et à des phénomènes sensuels appartenant
à sa sphère... Dans les sciences simplement empiriques, comme la physique, la
chimie, la médecine, l'esprit uniquement spéculatif ne doit obtenir aucune voix
décisive. (*Organon de l'art de guérir*. Préface de la deuxième édition. Traduction de Brunnow, pages 39-40.)

physio-pathologique, une longue dissertation sur l'essence des maladies et sur l'action intime des médicaments. Il vous dira, par exemple, que les maladies ne sont que *des altérations immatérielles d'un principe vital insaisissable*. D'où il conclut qu'on doit les combattre par des puissances de même espèce, c'est-à-dire par la vertu spirituelle des médicaments (1).

Il assure que deux affections, semblables par leurs symptômes, mais différentes par leur essence, s'anéantissent toujours quand elles se rencontrent dans le même organisme ; et il le prouve, non par des observations, mais par une augmentation des plus subtiles, une hypothèse des plus arbitraires (2).

Je ne m'étendrai pas davantage sur cette doctrine, que je me propose de soumettre plus tard à un examen particulier. Il me suffit, pour le moment, d'avoir démontré, preuves en main, que Samuel Hahnemann, après avoir vertement réprimandé les théoriciens qui prétendent fonder la thérapeutique sur des considérations tirées de la physiologie et de la pathologie, tombe lui-même dans la faute qu'il reproche aux autres.

Au reste, un physiologiste d'une bien plus haute portée, Bichat, a commis une inadvertance toute pareille. Après avoir accusé l'influence des théories physio-pathologiques d'être la cause de l'instabilité des dénominations dans la matière médicale et du vague, de l'incohérence de la thérapeutique, il nous rejette dans la même ornière, en affirmant que l'action des agents curatifs se réduit à ramener les forces vitales à leur type naturel, dont elles s'étaient écartées par les maladies (3).

Éclectisme. — Je ne dirai ici que deux mots de cette doctrine, dont je parlerai ailleurs plus longuement. Je veux faire observer seulement qu'elle aspire, comme les précédentes, à établir ses indications curatives sur des aperçus, des données physio-pathologiques. L'éclectiste n'accepte entièrement aucune des interprétations physio-pathologiques proclamées par les divers systèmes ;

(1) *Organon*, § 53, et *alibi passim*.
(2) *Ibidem*, § 40.
(3) *Anatomie générale.* — Considérations générales, § 2, pages 9 et 10.

mais il n'en repousse non plus aucune d'une manière absolue. Il prétend puiser dans chacune d'elles ce qui est à sa convenance, sans s'assujettir à aucune règle fixe, et mettant en balance, pour se décider sur chaque cas particulier, l'expérience avec la raison. Mais dans quelles limites interroge-t-il ces deux facultés ou ces deux modes d'acquisition? Voilà ce que l'éclectiste ne dit jamais; en sorte que rien ne nous garantit que dans son choix il n'adopte pas l'erreur plutôt que la vérité, la fiction décevante plutôt que la réalité.

L'éclectisme médical échappe à toute description générale par l'absence d'une formule commune, d'un symbole déterminé. Les éclectistes n'ont entre eux bien souvent aucune autre communauté que le nom et une aversion prononcée pour les discussions de principes. Mais toujours est-il que, loin de repousser les théories physio-pathologiques, ils les recherchent et ils s'efforcent d'en déduire leurs méthodes de traitement.

§ III. — Conclusion.

Nous avons vu qu'à une époque indéterminée de l'histoire de la médecine, il s'était opéré dans cette science une révolution capitale ; qu'on avait abandonné la voie de l'observation pure pour suivre une autre route, en apparence plus courte, plus sûre, plus rationnelle, pensant que l'étude des éléments de l'organisme et de leurs propriétés, des lois qui régissent les fonctions de l'économie animale, des causes et de la génération des maladies, devait asseoir l'art de guérir sur une base plus ferme que les résultats bruts de l'expérience. Dès lors il s'établit parmi les médecins une opinion générale qui considère la thérapeutique comme une déduction, un corollaire des lois de la physiologie et de la pathologie.

Une secte seule, dans l'antiquité, résista à cet entraînement et essaya de tracer un autre plan d'études, d'autres règles de pratique ; mais elle s'éteignit après un éclat passager ; et son nom, sa mémoire, furent longtemps honnis par la postérité médicale. Toutefois, depuis la renaissance des lettres en Europe, plus d'un philosophe, plus d'un médecin de haute réputation a osé porter un jugement moins sévère sur sa doctrine. Les témoignages en faveur de l'empirisme raisonné ne manquent pas parmi les écrivains des deux derniers siècles, et ces témoignages deviennent de plus en plus nombreux et imposants, à mesure qu'on s'approche de l'époque actuelle.

Aujourd'hui, sans arborer ostensiblement le drapeau de l'empirisme, une multitude d'auteurs s'inspirent de son esprit, proclament ses maximes. Ceux mêmes qui le combattent le plus vivement dans leurs livres, en théorie, n'hésitent pas à le prendre pour guide dans la pratique, au lit des malades. Il existe même à Paris une classe entière de médecins, réunis sous le titre de *Société médicale d'observation*, qui a émis des principes et une méthode évidemment empiriques, et dont la doctrine, quoique encore à l'état embryonnaire, compte en France, ainsi qu'à l'étranger, de nombreux approbateurs (1).

En résumé, il règne actuellement dans la médecine trois opinions, trois méthodes générales : l'une, qui prétend déduire toutes les indications thérapeutiques des lois de la physiologie et de la pathologie ; nous la désignerons par le mot *physio-pathologisme*. L'autre, qui affirme qu'aucun mode de traitement ne saurait découler des notions physio-pathologiques d'une manière directe et immédiate, qui tire toutes ses règles pratiques des résultats purs de l'expérience ; c'est l'antique empirisme, que nous nommons empirisme rationnel ou *empiri-méthodisme*. La troisième enfin, qui puise ses indications curatives tantôt dans les idées physio-pathologiques, tantôt dans les données brutes de l'expérience, c'est l'*éclectisme médical*.

Ces trois opinions, ces trois méthodes, sont contradictoires, comme il est aisé de le voir ; de la vérité de l'une s'ensuit nécessairement la fausseté des deux autres. Il est donc de la dernière importance de faire un choix raisonné ; car de ce choix dépend tout l'avenir de la pratique médicale. Rester dans le doute est impossible, du moins en pratique ; se décider au hasard dans une matière qui intéresse à un si haut point la santé et la vie des

(1) *Mémoires de la Société médicale d'observation*, tome I, 1857.

hommes, ne serait le fait ni d'un philosophe ni d'un honnête
homme. Nous allons en conséquence traiter, avec tout le développement qu'elle mérite, dans notre prochaine missive, cette question capitale : *La physiologie pathologique peut-elle être, oui ou
non, en totalité ou en partie, le fondement direct et immédiat de
la thérapeutique?*

QUATRIÈME LETTRE

LA PHYSIOLOGIE PATHOLOGIQUE PEUT-ELLE ÊTRE, OUI OU NON, EN TOTALITÉ OU EN PARTIE, LE FONDEMENT DIRECT ET IMMÉDIAT DE LA THÉRAPEUTIQUE ?

§ I. — État actuel de la science relativement à cette question.

J'ai dit, en terminant ma précédente lettre, que trois opinions contradictoires étaient en présence au sujet de la question énoncée ci-dessus : l'une, qui a pour appui les systématistes modernes les plus fameux, tels que Stahl, Barthez, Brown, Rasori, Bichat, Broussais et leurs nombreux sectateurs, affirme qu'il n'y a de thérapeutique rationnelle que celle qui découle de la connaissance exacte de la maladie et du mode d'action des agents curatifs. Tous ces illustres théoriciens, dont les doctrines se sont partagé le monde médical, supposent que la physiologie pathologique est la seule base raisonnable et nécessaire de la médecine pratique. Tous prétendent faire dériver de cette unique source leurs méthodes de traitement et l'explication des effets qu'ils en obtiennent. Je les nomme physio-pathologistes purs.

La seconde opinion est celle des vitalistes moins exclusifs et des organiciens moins purs, de tous ceux, en un mot, qui, sous des noms divers, font un éclectisme plus ou moins avoué. Ces médecins conviennent, avec les précédents, que la connaissance de la nature intime des maladies et du mode d'action des médicaments constitue, en effet, le meilleur fondement de la thérapeutique. Mais ils ajoutent que, à défaut de cette connaissance, qui, trop souvent nous manque, l'observation brute des effets médicamenteux ou l'empirisme peut nous servir de guide, et nous fournir, contre certaines maladies, des moyens de guérison plus sûrs, plus efficaces, que ceux qui sont indiqués par la médecine dite ration-

nelle. Ils regardent l'explication physiologique de l'action des remèdes comme le dernier perfectionnement de l'art, le but final de
la science ; mais ils pensent que nous sommes encore très-éloignés
de ce degré de perfection dans bien des cas (1).

Troisièmement, enfin, il y a des auteurs qui assurent que l'expérience brute ou l'observation pure des effets sensibles des remèdes
est la base fondamentale de la thérapeutique. Ceux-ci nient posi-
tivement que les lumières de la physiologie et de la pathologie
puissent jamais devenir la source immédiate des indications curatives, ni fournir une explication rationnelle des effets thérapeutiques. J'ai désigné cette secte de médecins par les noms d'empiristes
rationnels ou d'empiri-méthodistes (2).

(1) Voyez, entre autres : Andral. — *Clinique médicale*, deuxième édition,
avant-propos, page vj. — *Cours de pathologie interne*. Considérations prélimi-
naires ;

Bouillaud. — *Nosographie médicale*. Paris, 1846, 5 vol. in-8° ;

Forget, professeur à Strasbourg.— *Traité de l'entérite folliculeuse*. Paris, 1841.
    Feuilleton de l'*Union médicale*, 24 et 27 février 1849 ;

Franck (Joseph). — *Pathologie interne*. Traduction française, dans l'*Encyclo-
    pédie des sciences médicales* ;

Gendrin. — *Traité philosophique de médecine pratique*. — Nota. Cet auteur
    combat l'éclectisme, et cependant je crois qu'il doit être rangé parmi les
    éclectistes, ainsi que beaucoup d'autres ;

Guérin (Jules). — *Mémoire sur l'éclectisme en médecine*, 1831 ;

Piorry. — *Traité de pathologie iatrique ou médicale*, tome I ;

Requin. — *Éléments de pathologie médicale* ;

Réveillé-Parise. — *Étude de l'homme dans l'état de santé et de maladie*,
    tome I, page 150 ;

Trousseau et Pidoux.— *Traité de thérapeutique et de matière médicale*, troi-
    sième édition. Introduction.

(2) Voici quelques auteurs qui ont professé plus ou moins explicitement cette
doctrine :

Bérard (F.) — *Doctrine médicale de l'école de Montpellier*, pages 198 à 201,
    et 423 à 459 ;

Becquerel. — *De l'empirisme en médecine*. Thèse pour le concours à l'agréga-
    tion. Paris, 1844 ;

Gibert. — *Fragments de thérapeutique et de médecine pratique*, 1846 ;

Laennec. — *Traité de l'auscultation médiale*, deuxième édition. Préface,
    pages xxv et xxxi ;

Une remarque générale à faire sur tous les écrivains modernes de médecine, à quelque catégorie qu'ils appartiennent, c'est qu'ils n'hésitent pas à résoudre ou plutôt à trancher la grande question qui fait le sujet de cette lettre ; mais qu'ils n'appuient d'aucune preuve la solution qu'ils en donnent. Chacun d'eux s'imagine apparemment que l'opinion qu'il professe à cet égard est si claire, si évidente, qu'il suffit de l'énoncer ; et il se dispense, sur cette croyance, d'en chercher la démonstration.

Cependant ils devraient considérer, les uns et les autres, que cette évidence n'est pas telle, que tous les esprits en soient illuminés ; puisqu'il se trouve parmi leurs contemporains bon nombre de savants distingués, de praticiens respectables, qui professent des principes tout différents ou même contraires. Cette considération doit, ce me semble, ébranler la foi de chacun dans la doctrine qu'il a embrassée, et l'engager à nous suivre dans l'examen du problème fondamental posé ci-dessus.

§ II.— Axiomes philosophiques devant servir à la solution de ce problème.

I. Les objets sensibles ne nous étant connus que par les impressions qu'ils font sur nos sens, notre esprit n'aperçoit rien dans ces objets au delà des sensations qu'ils excitent en nous.

II. Aucune opération corporelle, ni aucun acte de l'âme sur ses propres facultés ou sur ses idées, ne saurait nous faire concevoir la force agissante des causes, ou le rapport nécessaire qu'elles ont avec leurs effets.

Corollaire. — Dans la succession des phénomènes naturels, rien ne nous présente l'idée de causalité ou de liaison nécessaire de cause à effet. Mais, quand une succession de phénomènes est

Louis. — *Mémoires de la Société médicale d'observation*, tome I, page 42;

Valleix.—*Guide du médecin praticien*, troisième édition. Paris, 1854, tome I, avant-propos.

Devons-nous ranger sur la même ligne :

Chomel. — *Pathologie générale;*

Grisolle. — *Traité élémentaire et pratique de pathologie interne?*

constante, l'esprit humain qui l'observe assidûment, et qui souvent même peut la prévoir, est porté à croire que ces phénomènes se succèdent parce qu'ils sont enchaînés l'un à l'autre. —Une boule, par exemple, lancée sur un plan horizontal, vient heurter une autre boule qui était en repos ; aussitôt celle-ci se meut à son tour. L'impulsion de la première sera regardée comme la cause du mouvement de la seconde ; cependant notre esprit n'aperçoit aucune liaison nécessaire entre ces deux phénomènes ; mais leur succession constante, qui se manifeste chaque fois qu'on renouvelle l'épreuve, nous porte à croire que ces phénomènes se succèdent parce qu'ils sont liés l'un avec l'autre : *voilà une connaissance et une certitude empiriques.*

Les deux axiomes ci-dessus et le corollaire qui les suit doivent être regardés comme des principes incontestables, attendu qu'ils sont conformes à la doctrine de toutes les écoles philosophiques modernes sur cette matière. On peut en trouver aisément la substance dans les écrits de Bacon, Locke, Hume et Condillac, pour l'école sensitique ou empirique (1) ; dans ceux de Thomas Reid et de ses disciples, pour l'école écossaise, dite du sens commun (2) ; dans ceux de Kant, pour l'école spiritualiste ou rationaliste (3) ; enfin dans ceux de M. Cousin et de ses nombreux sectateurs, pour l'école éclectique actuelle (4).

A ces autorités il faut joindre celle de Barthez, dont la doctrine, quoique vieille d'un demi-siècle, remplit encore de son esprit l'Université de Montpellier (5) ; et celle de M. Buchez, qui a émis

(1) Bacon de Verulam. — *Organum novum,* livre I, chap. i.
Locke. — *Essai philosophique sur l'entendement humain,* livre IV, chap. iii, § 16 et 26.
Condillac. — *Essai sur l'origine des connaissances humaines.*
Hume. — *Recherches sur l'entendement humain.*

(2) Thomas Reid. — *Recherches sur l'entendement humain,* traduction française de 1768 ; tome I. Introduction, page 3 ; tome II, chap. vi, page 261.

(3) Kant. — *Critique de la raison pure,* traduite par Tissot ; tome I, page 291 ; tome II, page 247.

(4) Cousin. — *Cours de l'histoire de la philosophie moderne,* édition de 1846 ; tome I, pages 247, 248, 254.

(5) Voyez divers passages des *Nouveaux éléments de la science de l'homme* ,

tout récemment, sur les études médicales et historiques des vues
aussi neuves que profondes. Selon ce dernier, le but de la science
est de prévoir, et il existe deux degrés de prévision : le premier
consiste dans la connaissance de l'ordre de succession des
phénomènes ; le second, dans la connaissance de la loi de génération de ces mêmes phénomènes. Or deux conditions sont
indispensables pour qu'on puisse arriver à la connaissance de
l'ordre de succession des phénomènes : 1° *que les phénomènes de
même ordre et de même nature se succèdent toujours suivant une
constante inconnue, mais invariable;* 2° *que la succession tout
entière de ces phénomènes ait été observée, une fois au moins, dans
toute son étendue.*

Cela posé, notre médecin philosophe examine le degré de prévision que chaque branche de l'encyclopédie humaine lui paraît
avoir atteint, et voici comment il s'exprime au sujet de la physiologie : « Dans les sciences des corps organisés, la prévision
scientifique se réduit partout à la connaissance encore incomplète
de l'ordre de succession des phénomènes. Ainsi en est-il surtout
en médecine, car là, soit que vous étudiiez le développement d'une
modification pathologique, soit que vous observiez l'ordre dans
lequel les phénomènes se succèdent pour constituer une affection
morbide, soit qu'enfin vous analysiez les effets successifs engendrés
par l'introduction dans l'économie animale d'un agent thérapeutique, toujours et partout votre unique but aujourd'hui est d'arriver
à connaître l'ordre dans lequel se succèdent les phénomènes d'une
nature déterminée, afin que, dans les successions semblables que
vous rencontrerez par la suite, vous puissiez prévoir les termes à
venir au moyen des termes accomplis ; et toujours et partout votre
prévision scientifique s'arrêtera là, jusqu'à ce que la formule générale des corps organisés nous ait été donnée (1). »

Devant une si grande masse de témoignages éminents, le scep-

entre autres, d'abord la première note de ια première section du discours préliminaire; ensuite le § 3 du chapitre 1er ; enfin la troisième note du même chapitre.

(1) Buchez. — *Introduction à l'étude des sciences médicales,* première
leçon.

ticisme devient impossible. Une doctrine qui a obtenu l'assentiment de tant de philosophes, d'ailleurs si divisés entre eux, ne
saurait nous induire en erreur ; nous pouvons donc nous appuyer
avec confiance sur elle pour résoudre l'important et difficile problème énoncé en tête de cette lettre.

§ III.— Réponse à cette question : La physiologie pathologique peut-elle être, oui ou non, en totalité ou en partie, le fondement direct et immédiat de la thérapeutique?

Il est aisé de voir que cette question revient à la suivante :
Connaissant la série des phénomènes qui constituent une affection
morbide, peut-on en déduire *à priori* la connaissance des effets
successifs qui résulteront de l'intervention d'une force nouvelle
(un agent thérapeutique) au milieu de ces phénomènes? Notre
réponse à la question ainsi posée n'est pas douteuse, si l'on se
rappelle nos axiomes philosophiques et le commentaire de
M. Buchez. Non, disons-nous, non, il n'est pas possible que la
connaissance d'une succession de phénomènes morbides nous fasse
prévoir les changements qu'un agent curatif introduira dans une
semblable succession, avant que ces changements aient été observés au moins une fois.

Les lumières de la physiologie pathologique, quelque degré de
perfection qu'elles atteignent, ne peuvent jamais nous donner la
prévision des effets qu'un agent thérapeutique doit engendrer dans
l'économie animale, avant que ces effets aient été observés directement. D'où il suit que les indications qui découlent des connaissances physio-pathologiques sur l'opportunité d'un traitement se
réduisent à de simples conjectures, avant que ce traitement ait
été essayé une fois au moins. Ce n'est qu'après un premier essai
que commence la véritable prévision, c'est-à-dire la science. Donc,
*la physio-pathologie ne peut être, dans aucun cas, le fondement
direct et immédiat de la thérapeutique.*

Quelques exemples vont éclaircir et confirmer la vérité de cette
réponse aux yeux des personnes qui se méfient des principes
absolus et abstraits, par suite de l'abus qu'on a fait de ces prin-

cipes. Mais, afin de ne laisser dans leur esprit aucun nuage, aucun
motif de doute, je prendrai ces exemples chez les auteurs mêmes
qui sont d'un avis contraire à celui que je viens d'émettre. Je
n'aurai à cet égard que l'embarras du choix, car il est de mode
aujourd'hui, parmi nos écrivains en médecine, d'établir les indications curatives sur les connaissances physio-pathologiques,
plutôt que sur l'observation brute des effets sensibles des médicaments.

Lisez la plupart des traités de médecine qui se publient depuis
un demi-siècle, vous en trouverez peu où l'on ne distingue deux
sortes de thérapeutiques : l'une, qu'ils nomment rationnelle, c'est-
à-dire fondée sur les idées physio-pathologiques du jour ; l'autre,
qu'ils nomment empirique ou non rationnelle, c'est-à-dire fondée
sur l'observation brute des effets des médicaments. Les écrivains
qui établissent une pareille distinction annoncent par là que, à
leurs yeux, le choix d'un remède n'est pas suffisamment justifié
par la notion expérimentale de son efficacité, et qu'un traitement
ne mérite le titre de rationnel qu'autant qu'on peut dire en vertu
de quelle modification physiologique il opère la guérison. En un
mot, c'est la connaissance de la modification intime produite par
les agents curatifs, qui constitue, au dire de ces auteurs, le rationalisme de la thérapeutique, la suprême perfection de l'art.

Voici comment s'exprime à ce sujet un de nos contemporains,
dont l'opinion est des plus lucides et des plus explicites : « 1° La
médecine est *rationnelle* toutes les fois qu'elle fonde l'emploi de
tels ou tels moyens sur la considération de leurs effets physiologiques. Ces moyens se trouvent indiqués en vertu d'un raisonnement dans lequel les effets physiologiques sont les principes, et
les effets thérapeutiques la conclusion. Il y a un rapport logique
entre ceux-ci et ceux-là...

« 2° La médecine est *empirique*, à entendre le mot, non pas en
mauvaise part, mais dans toute la dignité du sens étymologique,
toutes les fois que les moyens qu'elle prescrit ont pour raison, non
une déduction ou induction physiologique, mais uniquement l'expérience clinique. Sans doute, les médecins peuvent chercher, une
fois que l'utilité du moyen empirique est bien constatée, à s'en

rendre compte par des explications physiologiques plus ou moins plausibles, comme d'un autre côté ils cherchent à démontrer par le témoignage de l'expérience la valeur des moyens rationnels ; car le raisonnement et l'expérience doivent naturellement tendre toujours à s'associer dans les préceptes de l'art. Mais, en dernière analyse, toujours est-il que la distinction des moyens thérapeutiques en rationnels et en empiriques est fondamentalement vraie.

« Que répondra, par exemple, le praticien, lorsqu'on lui demandera, d'une part, pourquoi il purge un homme constipé, et, d'autre part, pourquoi il purge un homme atteint de colique saturnine? A la première question, il répondra *rationnellement* : Je purge pour évacuer les matières fécales. A la seconde question, il répondra *empiriquement* : Je purge, parce que la purgation guérit la colique saturnine. » Telle est, messieurs, l'argumentation que que j'extrais littéralement d'un traité de médecine qui est encore en voie de publication (1).

Pour moi, plus j'examine et je compare les deux réponses citées dans ce dernier passage, plus je les trouve identiques au fond, c'est-à-dire également rationnelles et également empiriques. En effet, quand on répond : Je purge pour évacuer les matières fécales, n'est-ce pas comme si on disait : J'administre tel médicament parce que l'expérience m'a appris qu'il fait cesser la constipation? De même, quand on répond : Je purge pour guérir la colique saturnine; n'est-ce pas comme si on disait : J'administre tel médicament parce que l'expérience m'a appris qu'il fait cesser la colique saturnine? Dans le premier cas, ainsi que dans le second, vous n'avez pas autre chose qu'une notion expérimentale de l'effet thérapeutique. Comment savez-vous, par exemple, que la poudre de jalap provoque l'évacuation des matières fécales? par l'observation clinique. Comment savez-vous que la même substance apaise la colique saturnine? par l'observation clinique également. Pourquoi donc appelez-vous la connaissance du premier effet *rationnel*, et la connaissance du second *empirique*? — Ici, vous ne pouvez

____

(1) *Éléments de pathologie médicale*, par M. Requin, tome I, page 250, § 121.

répondre que par des subtilités, des arguties sophistiques ; ou plutôt votre haute raison, dirigée par les axiomes philosophiques développés ci-dessus, vous fera convenir que vous avez établi une distinction erronée entre des connaissances du même ordre.

Voyons d'autres exemples de médecine prétendue rationnelle ; peut-être soutiendront-ils mieux l'examen que le précédent. « En clinique chirurgicale, dit l'honorable M. Bouillaud, les cas ne sont pas rares où la thérapeutique rationnelle est employée. En effet, ramener un os luxé à sa place naturelle, en faisant agir des puissances dans une direction inverse à celle qu'ont suivie les forces productrices de la luxation ; retirer, soit par une opération sanglante, soit par la lithotritie, un calcul de la vessie ; dilater les canaux rétrécis ou leur en substituer en quelque sorte d'artificiels ; pratiquer la ligature d'une artère blessée, etc., etc. : voilà des procédés thérapeutiques vraiment rationnels (1). »

Pour juger jusqu'à quel point les derniers exemples qu'on vient de citer méritent le titre de rationnels, je prie le lecteur de se rappeler le corollaire de nos axiomes philosophiques. On y lit ce qui suit : « Une boule, lancée sur un plan horizontal, vient heurter une boule qui était en repos ; aussitôt celle-ci se meut à son tour. L'impulsion de la première sera regardée comme la cause du mouvement de la seconde ; cependant notre esprit n'aperçoit aucune liaison nécessaire entre ces deux phénomènes ; mais leur succession constante, qui se manifeste chaque fois qu'on renouvelle l'épreuve, nous porte à croire que ces phénomènes se succèdent parce qu'ils sont enchaînés l'un à l'autre : *Voilà une connaissance et une certitude empiriques*. »

Eh bien, messieurs, je le demande maintenant : Quelle différence y a-t-il entre le procédé du joueur qui chasse une boule par une autre boule, et le procédé du chirurgien qui ramène un os luxé à sa place, en faisant agir des puissances dans un sens inverse à celui des forces productrices de la luxation ? Absolument aucune ; les procédés sont identiques, la certitude est au même degré. Qu'on se rappelle d'ailleurs les transes d'Ambroise Paré,

____

(1) *Essai de philosophie médicale*, page 309.

pendant une nuit entière, lorsqu'il eut fait usage pour la première fois de la ligature des artères, pour arrêter l'hémorragie après l'amputation ; et qu'on me dise ensuite si ce procédé, qui nous paraît aujourd'hui si rationnel, était jugé alors de même par ce célèbre chirurgien.

Concluons de là que le chirurgien qui réduit une luxation ou qui lie une artère, conformément aux règles de son art, n'agit pas avec plus de raison que le médecin qui administre une dose convenable de sulfate de quinine à un sujet atteint de fièvre intermittente, ou que celui qui vaccine un enfant pour le préserver de l'infection varioleuse. L'un et l'autre se conduisent d'après un empirisme parfaitement rationnel ou méthodique.

Si tant de gens s'imaginent apercevoir avec les yeux de l'esprit, ou saisir mentalement le lien logique qui unit l'acte du chirurgien avec l'effet qui en résulte, tandis qu'ils avouent n'apercevoir aucune liaison rationnelle entre l'acte du médecin et son résultat, c'est que, dans le premier cas, ils se font illusion à eux-mêmes ; qu'ils sont dupes de cette faculté de l'entendement que Malebranche appelait la *folle du logis*, comme l'explique fort bien Barthez dans le passage suivant :

« Le principe du mouvement dont les lois sont les plus simples est la force d'impulsion. L'action de cette force semble facile à concevoir ; parce que l'imagination voit le mouvement comme un être qui peut se partager aux corps unis par le choc, quoiqu'il ne puisse franchir un espace intermédiaire. Cependant, dès qu'on écarte cette fausse image du mouvement, la force d'impulsion, quelque simple qu'elle soit, reste incompréhensible, aussi bien que les forces de la nature qui suivent les lois les plus compliquées (1). » M. Cousin développe la même thèse en termes non moins explicites (2).

D'où nous conclurons que les médecins qui espèrent fonder

____

(1) *Nouveaux éléments de la science de l'homme*, chapitre i, § 3, tome I, page 49.

(2) *Cours de l'histoire de la philosophie moderne*, édition de 1846, tome I, pages 247 et 268.

leurs indications curatives sur les connaissances physio-pathologiques sont dupes des illusions de leur imagination. Il n'y a aucun lien, perceptible à notre intelligence, entre l'idée d'une maladie, si complète qu'on la suppose, et la détermination du moyen curatif approprié à cette maladie. En d'autres termes, la série des phénomènes qui constituent un état pathologique ne peut en aucune manière nous faire prévoir la succession des effets qui résulteront de l'emploi de tel ou tel mode de traitement, avant que ces effets aient été observés au moins une fois. Enfin, il existe entre la physio-pathologie et la thérapeutique une solution de continuité, un hiatus que l'esprit humain ne peut franchir qu'à l'aide de l'expérimentation clinique, c'est-à-dire de l'empirisme.

Quelque paradoxale que cette doctrine puisse paraître à bon nombre de lecteurs, elle n'est pourtant pas nouvelle. Elle remonte, au contraire, à la première enfance de l'art; elle a présidé à ses premières acquisitions; elle est clairement désignée dans deux livres de la collection hippocratique, ainsi que dans d'autres écrits, tant anciens que modernes, dont j'ai rapporté ailleurs des extraits (1).

Mais, comme en un sujet si délicat et si important on ne saurait trop multiplier les preuves et les éclaircissements, on ne trouvera pas mauvais, je pense, que j'ajoute à ces autorités quelques autres fragments d'auteurs contemporains. « Si par *motifs* on entend, dit M. Louis, qu'un moyen quelconque ne doit être employé que quand on a reconnu qu'un malade est dans la situation ou ce moyen a déjà réussi, je comprends et je partage cette manière de voir, qui n'est autre chose que l'expérience appliquée à la thérapeutique. Mais, si l'on entend par *moitfs*, comme par indications, des considérations *à priori*, cette manière de voir est tout à fait hypothétique; elle rentre dans la médecine dite rationnelle, médecine d'essai, à laquelle on ne peut recourir que faute de mieux, quand l'expérience n'a pas encore parlé, et je la repousse de toutes mes forces (2). »

---

(1) Voyez mon *Histoire de la médecine*, tome II, de la page 461 à 476.
(2) *Mémoires de la Société médicale d'observation*, tome I, page 42.

Hahnemann, voulant démontrer que la nosographie ne saurait nous guider dans le choix des médicaments, s'exprime ainsi : « En général, toute science quelconque ne peut juger que des objets de son ressort. C'est folie que d'attendre d'elle des lumières sur des sujets dévolus à d'autres sciences... Quelque nécessaire qu'il soit à l'agronome de connaître exactement la forme des plantes, et de savoir les distinguer les unes des autres d'après leurs parties extérieures, cependant la botanique, qui lui procure ces notions, ne lui apprendra jamais si tel végétal est propre ou non à la nourriture des brebis ou des porcs ; elle ne lui fera jamais savoir quelle graine, quelle racine donne plus de force au cheval, engraisse mieux le bétail. Ni le système de Tournefort ou de Linné, ni la méthode de Haller ou de Jussieu, ne l'éclairent à cet égard. Il n'acquiert les lumières dont il a besoin que par des expériences comparatives faites avec soin sur différents animaux (1). »

L'historien de la doctrine médicale de Montpellier, Bérard, rapporte que « Sauvages, effrayé de l'incertitude des hypothèses, en vient à un paradoxe qui scandalisera sans doute les systématistes de tous les temps, et qui paraîtra cependant incontestable aux physiologistes de toutes les sectes, dès qu'il ne sera pas question de leur opinion particulière. La physiologie, selon lui, ne peut servir de base première, fondamentale et unique à la médecine pratique (2). »

Plus loin, le même historien, après avoir exposé très-longuement l'économie scientifique de l'empirisme, résume ainsi son jugement sur elle : « L'empirisme est le système le plus profondément médité qui ait jamais paru en médecine, et qui mérite le plus d'être étudié avec soin ; celui dont la méditation promet à l'esprit philosophique les résultats les plus utiles et les plus féconds, et peut le mieux servir dans la recherche des méthodes propres à assurer les progrès futurs de la médecine (3). »

(1) *Traité de matière médicale*, traduction de Jourdan. — Prolégomènes, § 1, tome I, page 23.

(2) *Doctrine médicale de l'École de Montpellier*, édition de 1846, page 47.

(3) *Ibidem*, page 424.

§ **IV. — Conclusion.**

Nous voici arrivés, en nous appuyant sur des axiomes philosophiques universellement admis, à la démonstration désormais
inébranlable de cette grande vérité : Ni la physiologie, ni la pathologie, quelque développement qu'elles acquièrent, ne pour-
ront jamais servir de fondement primitif et immédiat à la thérapeutique. Il y a eu et il y aura toujours entre la connaissance
d'une maladie et la détermination du traitement approprié un
intervalle, un vide que l'esprit humain ne peut combler qu'à l'aide
de l'expérimentation.

Par cette démonstration, nous avons écarté non-seulement tous
les systèmes de médecine connus jusqu'à ce jour, qui découlent
de quelque idée physio-pathologique, mais encore tous ceux qu'on
serait tenté à l'avenir d'extraire de la même source. Nous avons
rétabli la médecine pratique sur sa base véritable et primitive,
l'expérience clinique ; non cette expérience aveugle et bornée du
premier âge de la science, mais une expérience raisonnée et savante, qui, recueillant avec un soin égal les traditions antiques et
les acquisitions nouvelles, élucide les unes par les autres au
flambeau d'une critique sévère.

Toutefois il ne suffit pas d'avoir retrouvé et mis en évidence
le vrai fondement de la thérapeutique ; il faut encore démontrer
que sur ce fondement on peut et l'on doit élever tout l'édifice
scientifique de la médecine. Il faut prouver que, loin de repousser, comme on l'a cru longtemps, les lumières de l'anatomie, de
la physiologie, de la pathologie, de la physique, de la chimie, en
un mot, de toutes les branches qui se rattachent à l'encyclopédie
médicale, l'empirisme raisonné ou *l'empiri-méthodisme* est le
seul de tous les systèmes qui sache en tirer un parti convenable
en les circonscrivant dans leurs limites légitimes. Il faut démontrer qu'il est le seul système qui offre à la pratique de l'art de
guérir une base immuable et pourtant assez élastique pour se
prêter à tous les perfectionnements ultérieurs ; qu'il est le seul
qui ne rejette *à priori* aucun moyen de traitement, ni les doses

excessivement petites, ni les fluides impondérables, de quelque source qu'ils proviennent ; qu'il ne demande aux procédés thérapeutiques les plus extraordinaires, pour leur ouvrir le sanctuaire de la science, que la sanction d'épreuves réitérées, sérieuses et assez constantes dans leurs résultats. Il faut prouver, enfin, que l'empiri-méthodisme est le seul de tous les systèmes de médecine qui résolve d'une manière satisfaisante ce grand problème déclaré insoluble, même de nos jours, par des hommes d'une haute réputation : *L'accord de la science avec l'art, de la théorie avec la pratique* (1).

Mais, avant d'entreprendre cette démonstration, il est utile de réfuter spécialement quelques doctrines médicales, des plus récentes, qui pourraient encore faire illusion à un grand nombre de nos lecteurs.

(1) Voyez, entre autres écrits proclamant l'insolubilité d'un tel problème, le feuilleton de l'*Union médicale* des 24 et 27 février 1849.

CINQUIÈME LETTRE

§ I.— Origine du nouvel éclectisme en médecine.— Sa différence d'avec l'éclectisme en philosophie.

A peine une doctrine philosophique a-t-elle obtenu quelque célébrité, qu'aussitôt elle se reflète dans la médecine : c'est un fait que l'histoire de notre science confirme à chaque pas, et dont le nouvel éclectisme médical nous offre un exemple de plus. Il y a comme trente-cinq ans qu'un jeune professeur de philosophie inaugurait son enseignement par une sorte de protestation contre tous les systèmes de métaphysique qui font découler d'une seule faculté de l'entendement humain toutes les acquisitions de la science. Il s'efforçait de démontrer, contrairement à l'opinion générale des philosophes français de la fin du dix-huitième siècle, que le sensitisme ou l'empirisme ne nous montre qu'une face des choses, le côté matériel ou sensible ; ne développe en nous qu'un seul ordre d'idées, les idées contingentes. Il prouvait également que le spiritualisme ou rationalisme pur ne saisit, lui aussi, qu'une autre face des choses, le côté immatériel ou imperceptible aux sens ; ne fait naître en nous qu'un seul ordre d'idées, les idées nécessaires et universelles. M. Cousin a toujours continué depuis de marcher dans cette voie, et, par son influence, l'éclectisme est devenu en France une doctrine à la mode.

Vers la même époque, un professeur de médecine à l'hôpital militaire du Val-de-Grâce mettait au jour un système où toutes les maladies sont représentées comme un effet de l'irritation, comme un simple mode ou une transformation de la phlogose. Ce système, trouvant dans les dispositions de ses auditeurs un sol très-avantageusement préparé par la philosophie de Condillac et

de Cabanis, qui eux aussi considèrent tous les actes de l'entendement comme un résultat de la sensation transformée, prit un
essor rapide, et, en moins de dix ans, devint vulgaire en France et
fit le tour de l'Europe.

Mais, tandis que le système physio-pathologique de Broussais
atteignait avec tant de promptitude l'apogée de sa renommée,
une doctrine plus modeste s'élevait lentement à côté de lui et
préparait sa ruine. L'éclectisme médical, émanation de l'éclectisme
philosophique, protestait déjà contre la prétention de déduire
tous les phénomènes morbides d'une lésion unique. Il recueillait,
à l'aide de l'observation clinique, de l'anatomie pathologique, de
l'analyse chimique, un faisceau de preuves devant lequel devait
s'écrouler bientôt le brillant édifice du professeur du Val-de-Grâce.
Ce résultat est aujourd'hui consommé : depuis quelques années
la plupart de nos écrivains en médecine font de l'éclectisme avoué
ou tacite, comme on a pu le voir dans la précédente lettre. Tous
ont renoncé à l'idée de rapporter les innombrables anomalies de
l'organisme vivant à une seule modification primitive. Il importe
donc essentiellement à la génération médicale actuelle d'être fixée
sur la valeur de l'éclectisme en médecine ; c'est pourquoi nous
avons cru devoir soumettre cette doctrine à un examen spécial.
Et, d'abord, nous allons rechercher en quoi l'éclectisme médical
diffère de l'éclectisme philosophique, circonstance à laquelle ne
paraissent nullement avoir songé nos médecins éclectistes.

La philosophie, embrassant le cercle entier des connaissances
humaines, admet généralement deux modes d'acquisition, connus
sous les noms de *rationalisme* et d'*empirisme*. Le premier consiste à poser des principes évidents ou axiomes, et à en tirer des
conséquences, des applications particulières : on y procède par
déduction. Ce mode d'acquisition, appelé fort improprement méthode synthétique par certains auteurs, est plus spécialement
usité en mathématiques, en métaphysique, en morale, en dialectique. Le second mode consiste à étudier d'abord les faits particuliers, à en abstraire par la pensée ce qu'ils ont de commun,
pour en former des généralités ou communautés, qu'on nomme
aussi principes, axiomes; parce que ces généralités, une fois éta-

blies, guident notre esprit vers la recherche ou la production d'autres faits particuliers, semblables aux premiers : on y procède par *induction*. Ce mode d'acquisition, appelé quelquefois à tort méthode analytique, est employé de préférence par les naturalistes, les physiciens, les chimistes, les médecins, etc. — Dans le rationalisme, le principe domine, est fixe; le fait est subordonné, variable. — Dans l'empirisme, au contraire, le fait domine, il doit être constant, bien déterminé; le principe est subordonné, variable.

On conçoit, par cet exposé succinct, que le philosophe peut et doit même être éclectiste en fait de méthodes; qu'il doit donner la préférence tantôt à l'une, tantôt à l'autre, suivant l'ordre de connaissances qu'il envisage, et qu'il aurait tort d'en adopter une exclusivement pour s'en servir en toute occasion. Le médecin, au contraire, ne peut être éclectiste en fait de méthodes, puisqu'il n'a pas de choix à faire sous ce rapport. La méthode qu'il doit employer habituellement est tout indiquée par l'ordre de connaissances qu'il cultive. Ces connaissances proviennent de la sensation ou de l'observation; il doit donc avoir recours à la méthode sensitique, autrement dite empirique ou inductive.

L'éclectisme en médecine ne peut donc pas consister, comme l'éclectisme en philosophie, dans le choix de tel ou tel mode d'acquisition. L'éclectisme en médecine est plus borné; son objet est tout spécial, comme on le verra par l'exposition qui va en être faite ci-dessous. Mais, avant d'entrer dans cette exposition, il était nécessaire d'établir la différence capitale qui distingue l'éclectisme philosophique de l'éclectisme médical, afin que, dans la suite de notre discours, on n'appliquât pas indistinctement au premier ce que nous dirons pour ou contre le second.

§ II. — De l'éclectisme en pathologie.

On l'a dit bien des fois, et nous ne saurions trop le redire, l'éclectisme en médecine est une doctrine si vague, si indéterminée, si variable, que personne n'a osé jusqu'ici en donner un exposé dogmatique complet. Je ne connais qu'une tentative sé-

rieuse de ce genre ; elle est due à un des écrivains les plus éminents de la presse périodique médicale. M. Jules Guérin adressa
en 1831, à l'Académie royale de médecine, un mémoire où il
traite exclusivement de l'éclectisme en pathologie. En même
temps, il en promettait un second où il traiterait de l'éclectisme
en thérapeutique ; mais celui-ci est encore à paraître, et, selon
toute apparence, il ne verra jamais le jour.

Quoi qu'il en soit, nous sommes heureux de posséder le travail
de M. Guérin, à l'aide duquel il nous sera possible de saisir cette
doctrine protéiforme et parasite, qui vit d'emprunts, sans avoir
rien produit jusqu'à présent par elle-même qu'une critique individuelle, plus ou moins indépendante et arbitraire. Tel est le
jugement qu'en porte l'auteur même que nous citons, et c'est
pour mettre un terme à cette stérile anarchie de l'éclectisme,
pour le constituer dogmatiquement, qu'il a composé, dit-il, son
mémoire, première assise d'une série d'autres travaux qui devaient tendre au même but (1).

En conséquence, la première chose que M. Guérin se propose
de déterminer, pour élever l'édifice scientifique de l'éclectisme,
c'est l'instrument ou la méthode au moyen de laquelle l'éclectisme
peut discerner le vrai du faux, le réel de l'hypothétique, parmi
les faits et les opinions qui lui sont fournis par les autres systèmes. Or cet écrivain arrive, par une série de considérations, à con-
clure que le criterium suprême de l'éclectiste, pour faire le choix
de ses matériaux, n'est autre que l'expérimentation. D'où il résulte, de son aveu même, que l'éclectisme se confond avec l'empirisme sous le rapport de la méthode.

« On a pu, dit-il, et l'on pourrait encore m'objecter que
l'éclectisme ainsi déterminé n'est que la méthode expérimentale
appliquée à la médecine, et alors pourquoi changer le nom de
cette méthode ? pourquoi appeler éclectisme ce qui serait plus
clairement désigné sous le nom d'expérimentation ? J'ai une réponse péremptoire à faire à cette objection (2). »

(1) *Mémoire sur l'éclectisme en médecine*, par M. J. Guérin, pag. 2, 23 et 26.
(2) *Ibidem*, page 46.

Cette réponse, la voici textuellement : « L'empirisme est, à proprement parler, le chaos de la science; je pourrais me dispenser d'en montrer l'insuffisance. L'empirisme s'arrête aux faits dans ce qu'ils ont de plus matériel; il ne veut ni la coordination des faits, ni l'explication des lois qui les produisent; en conséquence, il ne veut point la science. Son observation s'isole devant chaque individualité des maladies, sans s'inquiéter de ce qu'elle exprime par rapport à la généralité. Cependant, s'il ne cherche point les analogies, s'il néglige les différences, son observation, au lieu d'être analytique, est superficielle, générale, et, quoiqu'il n'aborde point les faits avec des idées préconçues, il n'y voit qu'une totalité obscure, et son expérience ne lui est d'aucun secours pour l'avenir (1). »

Où M. Guérin a-t-il pris que l'empirisme *ne veut ni la coordination des faits ni la science; qu'il ne cherche point les analogies; qu'il néglige les différences*, etc.? Est-ce dans les écrits des anciens empiristes ou des modernes qu'il a recueilli de telles maximes? Les anciens empiristes n'ont-ils pas établi d'excellents préceptes pour discerner les espèces morbides? Leurs concours symptomatiques ne sont-ils pas ce que l'antiquité nous a transmis de plus raisonnable en fait de descriptions pathologiques? Or comment pourrait-on ranger les maladies en espèces plus ou moins naturelles, sans tenir compte de leurs analogies et de leurs différences, sans les analyser?

Quant aux empiristes modernes, il suffit de faire observer que c'est d'après leurs principes, proclamés par Sydenham, que la plupart des nosologies ont été composées, pour les absoudre des incroyables accusations dont on les charge dans le tableau ci-dessus.

A ce portrait de l'empirisme, qui reconnaîtrait le savant système dont Baglivi a dit « qu'il est le fruit de la méthode s'élevant aux plus hautes vérités par l'observation attentive et persévérante des phénomènes; qu'il a obtenu de tout temps l'approbation des hommes éclairés, qui se sont efforcés de l'agrandir

____

(1) *Mémoire sur l'éclectisme en médecine*, page 50.

comme un mode d'acquisition conforme à notre nature (1)? »

Y reconnaissez-vous encore ce système que Bérard, l'historien de la doctrine de Montpellier, regarde comme *le plus profondément médité qui ait jamais paru en médecine?* Y reconnaissez-vous la méthode philosophique que Baron, Locke, Hume et Condillac ont développée, au dire de M. Cousin (2)? Non certes : l'empirisme tel qu'il est représenté ci-dessus n'est ni un système ni une méthode; c'est, pour me servir des expressions de M. Bouillaud, un je ne sais quoi qui n'a pas de nom et qui ne mérite pas de nous occuper ici (3).

M. Guérin a parfaitement raison de repousser de toutes ses forces un empirisme aussi grossier, aussi antiméthodique que celui qu'il nous a dépeint. Mais est-ce loyal, est-ce digne d'un esprit aussi élevé que le sien, de travestir ainsi les opinions que l'on veut réfuter? Telle n'a pas été sans doute son intention; il aura été entraîné par l'habitude que nous avons tous contractée dans notre éducation médicale, de ne considérer l'empirisme que par son mauvais côté et dans ses représentants les plus infimes, habitude qui nous fait confondre quelquefois l'empirisme scientifique ou l'empiri-méthodisme avec ce quelque chose qui n'a pas de rang dans la science; le charlatanisme des tréteaux, l'ignorance, la négation de toute espèce de raisonnement, de toute théorie, de toute coordination méthodique.

Ce qui prouve qu'il en a été ainsi, c'est que l'auteur du mémoire en faveur de l'éclectisme médical, voulant caractériser un peu plus loin sa méthode et la différencier de celles des autres systèmes, s'exprime en ces termes : « L'observation de l'éclectisme s'éloigne également de la neutralité passive de l'empirisme et de l'activité partielle des systèmes. *Il applique la méthode expérimentale à chaque fait, c'est-à-dire qu'il note successivement tous les éléments du fait, à mesure qu'ils se produisent et dans l'ordre où ils se produisent* (4). »

(1) *De Praxi medica*, lib. I, cap. xi.
(2) Voir notre quatrième lettre.
(3) *Essai sur la philosophie médicale*, page 308, note du bas de la page.
(4) Mémoire déjà cité, page 55.

Pour moi, je l'avoue, plus j'étudie la méthode conseillée et
décrite par M. Guérin, plus je la trouve identique avec celle de
l'empirisme. Je n'y vois de changé absolument que le nom. Reste
à savoir laquelle des deux appellations est la plus exacte, de la
sienne ou de la nôtre. Sous ce rapport, je crois que M. Guérin a
prononcé lui-même sa condamnation, en donnant à sa méthode
l'épithète d'*expérimentale*, synonyme d'*empirique*. Au surplus,
je me félicite de n'être en désaccord avec lui que sur le mot.
Quand on en est là, on n'est pas éloigné de s'entendre.

§ III.— De l'éclectisme en thérapeutique.

L'éclectisme en thérapeutique consiste, comme nous l'avons dit
ailleurs : 1° à n'admettre aucun principe universel de traitement;
2° à tirer les indications curatives tantôt des théories physio-pathologiques, tantôt de l'expérimentation pure. Or nous avons
prouvé, dans la précédente lettre, qu'il est impossible de déduire
aucune règle de curation directement de la physiologie pathologique. En conséquence, nous pourrions nous dispenser d'un plus
ample examen de l'éclectisme en thérapeutique, attendu que, pour
quiconque a suivi notre argumentation, cette doctrine est fondamentalement convaincue d'erreur. Mais il y a tant de variétés
d'éclectismes en médecine, que cette réfutation en masse ne suffit
pas, parce que beaucoup de théories foncièrement éclectiques
sont produites sous d'autres dénominations, et que tout le monde
n'aperçoit pas du premier coup d'œil la liaison qui existe entre
les principes les plus élevés de la science et leurs conséquences
éloignées. D'ailleurs, cette doctrine est aujourd'hui une des plus
en faveur, et, à ce titre, mérite encore de notre part un examen
spécial.

Je choisis à dessein, pour objet immédiat de cette discussion,
un des morceaux les plus récents et les plus remarquables de
l'éclectisme moderne, l'introduction au *Traité de thérapeutique*
de MM. Trousseau et Pidoux, troisième édition. On ne m'accusera
pas, j'espère, de considérer l'éclectisme dans ses représentants les
plus infimes. Le fragment de philosophie médicale que je viens

de désigner est bien réellement une production éclectique, quoique ses auteurs ne le disent pas, mais à en juger par les maximes
qui y sont émises et l'esprit qui y règne d'un bout à l'autre.

En effet, après une description rapide de la révolution que les
expériences de Haller sur l'irritabilité des tissus ont introduite
dans la physiologie d'abord, et consécutivement dans la thérapeutique, après une appréciation succincte des principales doctrines
qui se sont succédé depuis Cullen jusqu'à nos jours, ces auteurs
en viennent à l'exposition de leur propre théorie, dont voici le
résumé :

Il existe une classe de maladies provenant d'une simple exaltation ou d'un abaissement de la vitalité des organes. Ces maladies
n'ont pas de spécificité réelle, ne diffèrent les unes des autres que
par leurs siéges et leurs degrés d'intensité. Ce ne sont pas même
des maladies à proprement parler, ce sont des accidents, dés lésions purement traumatiques. Contre ces sortes d'affections il
n'est pas besoin des ressources de la matière médicale proprement
dite ; les secours de l'hygiène suffisent. Dans cette classe nom-
breuse de maladies, les indications curatives doivent être tirées
des notions physio-pathologiques.

Il y a une autre classe de maladies dont la spécificité n'est
point douteuse. Celles-ci constituent chacune, au milieu de l'organisme, une entité distincte, vivant en quelque façon de sa vie
particulière. Ce sont des maladies vraiment *essentielles*, comme
la syphilis, la fièvre des marais, la variole, etc. Contre cette classe
d'affections, les ressources de l'hygiène sont insuffisantes ; on ne
les guérit bien qu'à l'aide de médicaments spécifiques. Dans ces
cas, les lumières de la physiologie pathologique ne nous fournis-
sent que des indications imparfaites ; l'expérience pure ou l'empirisme nous guide plus sûrement.

Telle est la doctrine renfermée en substance dans cet essai de
philosophie médicale. On y lit en propres termes que le *principe
de thérapeutique générale, la loi souveraine des bons praticiens,*
consiste « dans l'idée de subordonner à la médication du symptôme celle de l'unité morbide, lorsque celle-ci n'est pas bien
déterminée et assez spécifique pour dominer toutes les autres in-

dications, et de subordonner, au contraire, la médication des symptômes à celle de la nature de la maladie, lorsque celle-ci a une telle unité et une telle spécificité, que toutes ses parties, que tous ses symptômes n'en peuvent être détachés, et que chacun d'eux la représente et la manifeste aussi bien que l'ensemble (1). »

Tout cela n'est pas très-clair; mais, à l'aide des antécédents, on peut s'assurer néanmoins que les auteurs de cet écrit ont voulu faire la part du physio-pathologisme et celle de l'empirisme. Ils veulent qu'on tire de la physio-pathologie la thérapeutique de la première classe de maladies, et de l'expérience brute la thérapeutique de la seconde classe. C'est, comme vous voyez, de l'éclectisme tout pur, s'il en fut jamais.

Reste à savoir comment on pourra discerner si un cas morbide appartient à l'une ou à l'autre de ces deux classes nosologiques. La question n'est pas aisée à résoudre dans une foule d'affections, même des plus simples. Soient, par exemple, des chancres vénériens situés aux parties externes de la génération. Avant d'ordonner le traitement approprié à cette lésion, il faudra décider si elle est de nature physiologique ou d'essence spéciale. Or, si vous interrogez là-dessus un partisan du rasorisme, il vous répondra que vous avez affaire à des ulcères avec hyposthénie, c'est-à-dire à un abaissement de la vitalité. Si vous consultez un sectateur de Broussais, il affirmera qu'il n'y a devant vous qu'un produit de l'irritation ulcéreuse, c'est-à-dire une exaltation de la vitalité. Un autre théoricien y verra l'effet d'un virus particulier, c'est-à-dire une affection *essentielle*. Par quelle règle, demanderai-je aux auteurs de cet opuscule philosophique, par quel criterium jugerezvous ce différend en dernier ressort? Vous n'en avez pas d'autre que l'épreuve thérapeutique, c'est-à-dire l'empirisme, que vous avez voulu éviter, que vous avez condamné préventivement.

Mais, si *votre loi souveraine* ne peut nous guider dans un cas aussi simple que le précédent, de quel secours nous sera-t-elle, lorsque nous aurons affaire à quelqu'une de ces affections complexes qu'on rencontre fréquemment dans la pratique, telles que

(1) Page xxviii.

la fièvre typhoïde, le choléra, les scrofules, etc.? Avec un tel guide, nous ne pouvons que nous heurter à chaque pas contre une difficulté insoluble. Vous l'avez vous-même prévu et constaté en termes formels, lorsque vous avez dit : « Nous ne connaissons pas de maladie qui n'ait une certaine unité et ne puisse se distinguer d'une autre par quelque chose de spécial... De même que nous ne connaissons pas non plus de maladie qui ne demeure assujettie aux lois de l'organisme et qui ne présente par conséquent quelques indications physiologiques (1). »

Ainsi *votre loi souveraine des bons praticiens*, qui repose uniquement sur la distinction des maladies de nature spéciale d'avec les maladies de nature physiologique, s'écroule par sa base, de votre propre aveu.

Je ne m'arrêterai point à discuter l'*axiome des contraires*, quoique vous assuriez qu'il est aujourd'hui plus démontré que jamais (2). C'est une tâche dont je me suis acquitté ailleurs, de manière à n'avoir pas besoin d'y revenir (3). Mais ce qui m'étonne au dernier point, c'est que vous déclariez ensuite qu'on ne peut pas fonder la matière médicale, dans l'état actuel de la science, sur une idée générale (4). Est-ce que, dans votre opinion, l'axiome des contraires ne serait pas une idée générale ? Et *votre loi souveraine des bons praticiens* n'est-elle pas non plus une idée générale ?

Voilà, messieurs, l'inconvénient de n'avoir aucun principe fixe, déterminé : cela vous entraîne fatalement dans des contradictions que tout l'esprit du monde ne saurait racheter. L'essai de philosophie médicale dont je viens de donner une courte et incomplète analyse nous offre un exemple remarquable de ce défaut. Malgré la sagacité et le talent incontestable de ses auteurs, malgré l'étude approfondie qu'ils ont faite des vicissitudes de la thérapeutique depuis un demi-siècle, l'absence d'un principe fixe

(1) Page xxviii.
(2) Page liii.
(3) Voyez mon *Histoire de la médecine,* tome II, page 39.
(4) Page lxx.

et avoué fait planer sur l'ensemble de leur œuvre le vague, l'indé-
cision, l'obscurité.

§ **IV**. — **Conclusion**.

L'éclectisme en médecine, soit qu'on le considère dans sa base,
soit qu'on le considère dans les détails, est une doctrine convaincue de stérilité, et qui, sous prétexte de tenir la balance égale
entre les divers systèmes, n'opère qu'un amalgame sans règle,
sans proportions fixes. C'est un criticisme individuel, propre tout
au plus à détruire quelques erreurs, mais incapable de rien fonder de stable, ne pouvant engendrer en définitive que le doute,
l'incertitude : doctrine essentiellement transitoire, qui doit s'é-
clipser à l'apparition de la théorie véritable, comme la pénombre
du crépuscule s'efface devant la clarté du soleil.

SIXIÈME LETTRE

DE L'HOMŒOPATHIE.

§ I.— Considérations préliminaires.

« Le temps n'est plus, dit avec raison le traducteur des œuvres d'Hahnemann, où des plaisanteries relatives aux doses infinitésimales pouvaient sembler d'assez bons arguments contre l'homœopathie (1). » Nous sommes bien forcés de prendre cette doctrine au sérieux, puisque des hommes recommandables par leurs titres scientifiques et leur position médicale, des agrégés de facultés, des médecins d'hôpitaux, des praticiens estimés, l'ont embrassée et s'en sont faits publiquement les défenseurs ; puisque des journaux ont été fondés, des sociétés ont été instituées dans divers pays, pour en vulgariser l'esprit et la pratique. Devant cette propagande envahissante, il n'est permis à aucun homme revêtu du sacerdoce médical et comprenant la dignité, l'importance de son ministère, de rester indifférent ; il faut nécessairement qu'il prenne parti pour ou contre ; et comment prendre un parti dans une si grave question, sans un examen préalable, sans un examen approfondi ?

Je regrette qu'aucune de nos sommités académiques ou enseignantes ne se soit chargée d'un tel travail ; elle l'aurait accompli avec plus de perfection et surtout avec plus d'autorité que moi. Malheureusement aucune de nos illustrations médicales n'a daigné ou n'a osé entrer en lice ouverte avec les partisans du nouvel

(1) Jourdan. — Préface de la traduction française du *Traité de matière médicale.*

évangile. On a fait, dans un temps déjà éloigné, quelques expérimentations; mais ces expérimentations, aujourd'hui à peu près oubliées, auraient dû être reprises, sur une plus grande échelle, par divers thérapeutistes; car, il faut bien l'avouer, quelques résultats négatifs publiés par M. Andral, ou tel autre expérimentateur que ce soit, ne peuvent infirmer des masses de résultats positifs que les homœopathes prétendent y opposer.

D'ailleurs, qu'avez-vous à répondre à ceux-ci, quand ils vous disent : Votre médecine, soi-disant rationnelle, ne sait que disserter plus ou moins subtilement sur les maux de l'humanité, mais elle ne vous enseigne nullement à les soulager. Les moyens les plus efficaces que l'art de guérir possède, les *spécifiques*, qui, de l'aveu de tout le monde, opèrent les cures les plus douces, les plus promptes, les plus durables, votre enseignement officiel les proscrit autant qu'il est en son pouvoir; il les exclut de sa théorie, sinon de la pratique. Nous, au contraire, nous venons vous apprendre les moyens de découvrir et la manière d'employer ces admirables instruments de guérison. Qu'avez-vous à répondre à une telle argumentation? — Rien, absolument rien de sérieux, de logique.

Il n'y a, parmi les anciennes doctrines, que l'empirisme raisonné qui ne soit pas embarrassé d'une pareille objection; parce que l'empirisme raisonné ou l'empiri-méthodisme est la seule de toutes les doctrines qui, bien loin d'exclure de sa théorie les traitements par des moyens spécifiques, les admet, au contraire, au premier rang des méthodes curatives, dites rationnelles, comme on peut le voir dans mon *Histoire de la médecine* (1), et comme on le verra mieux encore dans la lettre suivante, où je traiterai spécialement ce sujet.

Puisque nos maîtres n'osent entrer en lutte directe avec les apôtres de l'homœopathie, puisqu'ils laissent leurs disciples, ainsi que le public, sans guide et sans défense contre les appas de la nouveauté et les promesses décevantes des novateurs; je vais, moi, athlète obscur, mais confiant dans les principes que j'ai

(1) Tome II, page 399.

adoptés, engager le combat, en explorant jusque dans ses éléments les plus intimes le code homœopathique.

§ II. — Doctrine philosophique, physiologique et pathologique de Hahnemann.

PHILOSOPHIE. — « L'esprit ne saurait reconnaître aucune chose *à priori;* il ne peut se former de lui-même une notion de l'essence des choses, de leurs causes et de leurs effets. S'il doit énoncer des vérités sur des objets réels, il faut que chacune de ses propositions soit fondée sur des observations sensibles, sur des faits et des expériences. En s'éloignant d'un seul pas du chemin de l'observation, il se trouve aussitôt plongé dans les espaces illimités de l'imagination et des hypothèses arbitraires, mères des fausses opinions et du rien absolu (1). »

Voilà des maximes qu'un élève de Condillac ne désavouerait pas. Elles ne sont en effet qu'un commentaire du fameux axiome de l'école sensitique ou empirique : *Toutes nos connaissances viennent des sens;* axiome que j'accepte, non dans son universalité, mais en le restreignant aux sciences physiques, dont la médecine est une des plus considérables. Ainsi donc je suis d'accord avec le pontife de l'homœopathie sur la source de nos lumières en médecine.

PHYSIOLOGIE. — « Ce qui unit les parties vivantes du corps humain de manière à en faire un si admirable organisme, ce qui les détermine à se comporter d'une manière si directement contraire à leur primitive nature physique ou chimique, ce qui les anime et les pousse à de si surprenantes actions automatiques, cette force fondamentale enfin, ne peut point être représentée comme un être à part : on ne fait que l'entrevoir de loin, mais elle échappe à toutes les investigations, à toutes nos perceptions. Nul mortel ne connaît le substratum de la vitalité, ou la disposi-

____

(1) *Organon. De l'Art de guérir.*—Préface de la deuxième édition. — Traduction française de Brunow, page 40.

tion *à priori* de l'organisme vivant. Nul mortel ne peut approfondir un pareil sujet, ni seulement en décrire l'ombre. Qu'elles parlent en prose ou en vers, les langues humaines n'expriment à cet égard que des chimères ou des galimatias...

« Par conséquent, tout ce que le médecin peut savoir de son sujet, l'organisme vivant, se borne à ce que les sages d'entre nous, un Haller, un Blumenbach, un Wrisberg, ont entendu sous le nom de physiologie, et ce que l'on pourrait appeler biologie expérimentale, c'est-à-dire aux phénomènes appréciables du corps humain en santé, considérés isolément et dans leurs connexions. L'impossible, c'est-à-dire le comment ces phénomènes ont lieu, est totalement exclu du cercle de nos connaissances nécessaires en physiologie (1). »

Cette profession de foi physiologique n'a pas besoin de commentaires. On voit que son auteur n'admet dans la science de la vie que la description pure et simple des phénomènes observés pendant le jeu naturel des organes ou provoqués par des expérimentations. C'est encore de l'empirisme, de l'empirisme le plus austère, je dirai même le plus étroit. Car la doctrine empirique, bien entendue, dans toute la largeur de ses principes, n'exclut pas de la physiologie les considérations *à priori*, les hypothèses sur les forces organiques et sur le substratum de la vitalité ; pourvu que ces hypothèses soient données pour telles, non pour des réalités, et surtout pourvu qu'on ne prétende pas ensuite bâtir sur ces entités abstraites ou imaginaires des systèmes de médecine, des règles de thérapeutique.

PATHOLOGIE. — Dans le même opuscule, Hahnemann continue en ces termes : « Je passe à la pathologie, où la même fureur des systèmes qui tourne la tête aux physiologistes métaphysiciens a enfanté autant d'hypothèses sur l'essence intime des maladies, sur ce qui fait que les maladies de l'organisme deviennent maladies, en un mot, sur ce qu'on a appelé la cause prochaine ou intérieure. Nul mortel n'a une idée nette de ce qu'on cherche ici...

______

(1) *Valeur des systèmes en médecine*, dans *Études de médecine homœopathique*. Paris, 1855, tome I, page 419.

Cependant une foule de sophistes ont affecté l'air important de gens qui posséderaient cette connaissance (1). »

Voilà ce que l'auteur de l'homœopathie écrivait en 1808, avant d'avoir promulgué son propre système. Voici maintenant ce qu'on lit dans la deuxième édition de son *Organon*, publiée en 1819 : « On peut bien concevoir que chaque maladie suppose un changement dans l'intérieur de l'organisme humain. Cependant ce changement ne peut être soupçonné que d'une manière obscure et trompeuse par les symptômes de la maladie ; mais jamais il ne saurait être reconnu dans toute sa réalité d'une manière infaillible (2). »

Ces passages, et un grand nombre d'autres où règne le même esprit, prouvent que Hahnemann professait en pathologie, de même qu'en philosophie et en physiologie, l'empirisme ou le sensitisme le plus absolu ; j'ai ajouté même le plus étroit, le plus exagéré. En effet, il va jusqu'à vouloir proscrire de la langue médicale ces expressions collectives qui désignent un concours de symptômes ou de phénomènes morbides, telles que pleurésie, pneumonie, tétanos, diabète, hydropisie, manie, angine, phlogose, etc., etc. ; sous ce prétexte que ces mots ne s'appliquent à aucun être réel, à aucune individualité distincte et toujours identique (3).

Mais peut-on méconnaître à tel point les principes les plus élémentaires de la grammaire générale, que de vouloir bannir du langage scientifique les termes abstraits, parce que ces termes réveillent souvent des idées très-différentes chez les personnes qui les prononcent ou qui les entendent? Ainsi les mots pleurésie, tétanos, diabète, inflammation, etc., ont des significations extrêmement variées non-seulement dans les traités de pathologie appartenant à des époques différentes, mais encore dans ceux d'une même époque. C'est là, sans doute, un vice, une imperfection ; mais ce vice, cette imperfection, sont communs à toutes les sciences, à toutes les langues, et ils sont inévitables.

(1) *Études de médecine homœopathique,* page 420.
(2) *Organon. De l'Art de guérir,* traduction de Brunow, § 5.
(3) *Ibid.,* § 83, et la longue note explicative de ce paragraphe.

Est-ce que les noms des classes, des ordres, des familles de l'histoire naturelle représentent des objets réels? Y a-t-il un individu du règne végétal qu'on nomme acotylédonie, ou légumineuse, ou labiée, etc.? Est-ce que chacun de ces mots n'exprime pas une collection abstraite d'idées ou de propriétés communes à une multitude de végétaux différents? Exclurez-vous du langage philosophique les mots substance, corps, esprit, vertu, courage, chasteté, vice, etc., etc., parce que ces dénominations ne s'appliquent à rien de matériel, à rien qui soit perceptible aux sens; parce qu'elles éveillent quelquefois, chez ceux qui les entendent, des idées très-diverses; parce qu'enfin il y a des ignorants qui attribuent à ces expressions abstraites une réalité objective?

Que mettrez-vous à la place des mots gastrite, variole, pneumonie, etc., que vous voulez exclure de la langue pathologique? L'énumération de tous les symptômes ou accidents éprouvés par chaque malade, répond Hahnemann. Ainsi un homœopathe pur ne doit pas dire, par exemple : Je traite un homme atteint d'un *rhumatisme articulaire aigu;* ce serait manquer grossièrement à l'orthodoxie hahnemannienne; mais il doit dire : Je traite un homme qui, à la suite d'un refroidissement, a été atteint de douleurs vives à telle ou telle articulation; la douleur s'exaspère à certaines heures, le soir ou le matin. Il y a tel degré de gonflement, telle coloration, etc.; de la difficulté ou une impossibilité complète à se mouvoir; tant de pulsations fortes, faibles ou moyennes, le matin, à midi, le soir, à jeun, après le repas, etc., etc. Le malade éprouve du vertige quand il ferme les yeux, à cinq heures du matin; la tête lui tourne s'il regarde en haut après avoir bu; il a des rapports acides quand il a mangé de la choucroute, etc., etc. Ses selles sont tantôt vertes, tantôt grises, tantôt d'une odeur acide ou putride, etc., etc. Il a éprouvé des démangeaisons au nez, un jour après avoir pris du thé, et un prurit violent à l'anus, le cinquième jour en se réveillant, etc., etc. Il est enclin à la colère; quelquefois il s'effraye d'un rien; il s'afflige sans motif; et mille autres futilités pareilles.

Voilà par quelles niaiseries, passez-moi le terme, Hahnemann propose de remplacer les dénominations usuelles des maladies et les descriptions nosologiques des auteurs. J'ai honte, pour les sectateurs éclairés de l'homœopathie, d'insister sur la réfutation d'une hérésie philosophique si grossière, que plusieurs d'entre eux désavouent ; mais j'y suis bien forcé, puisqu'elle constitue une des bases de la doctrine mère.

On m'objectera peut-être que Hahnemann ne proscrit pas les noms des maladies d'une manière absolue, qu'il les tolère dans la langue vulgaire, vis-à-vis des laïques ; qu'il s'en est même servi quelquefois dans ses écrits. Certes, je n'ai pas de peine à faire cette concession ; mais qu'est-ce que cela prouve ? Rien autre chose, sinon que cet écrivain n'a pu altérer l'essence du langage humain ; qu'il a été contraint, malgré son obstination, de s'exprimer à peu près comme tout le monde. C'est une loi que nul homme nulle société, hahnemannienne ou autre, ne pourra jamais ni changer, ni enfreindre ; et c'est un trait de folie ou de vertige, ou d'ignorance crasse, que d'avoir tenté de s'y soustraire et d'en avoir fait la prescription à ses disciples.

Toutefois, la pathologie n'ayant pas été cultivée avec un soin tout particulier par le fondateur de l'homœopathie, je quitte cette branche des connaissances médicales pour passer à la thérapeutique, véritable champ de bataille de Hahnemann, objet spécial de ses méditations et de ses recherches.

§ III. — Thérapeutique de Hahnemann.

Le grand axiome de l'homœopathie, celui d'où la doctrine tire son nom, le voici : *Guérissez les maladies par des remèdes qui produisent des symptômes semblables aux leurs* (1).

La première chose qu'on se demande en lisant un axiome si contraire aux idées reçues de tout le monde, des savants comme des ignorants, est celle-ci : Où l'auteur a-t-il puisé cette règle thérapeutique ? Sur quelles observations, sur quelles expériences fonde-t-il une proposition si paradoxale ? J'ai cherché dans toutes les œuvres de Hahnemann une observation clinique qui justifiât

______
(1) *Organon*, traduction de Brunow, § 45.

son fameux axiome, et j'avoue que je n'en ai pas rencontré une seule.

Peut-on citer, comme des observations médicales dignes de quelque confiance, des notes pareilles à celles-ci : « Un flux de ventre qui avait déjà duré pendant plusieurs années et qui menaçait d'une mort inévitable, contre lequel toutes les médecines étaient restées sans effet, fut guéri par un laïque d'une manière rapide et durable, au moyen d'un purgatif, comme l'a observé Fischer, à son grand étonnement, mais non au mien (1). » « Boerhaave, Sydenham et Radcliff ont pu guérir une espèce d'hydropisie avec du sureau, justement parce que le sureau, comme nous le dit Haller, produit des tumeurs (œdèmes) par sa seule application aux parties extérieures du corps (2). »

« Combien de fois la petite vérole ne produisit-elle pas la surdité et la dyspnée ! Ces deux maux chroniques furent donc anéantis par elle, lorsqu'elle eut atteint son plus haut degré, ainsi que J.-Fr. Closs l'a remarqué... La vaccine, qui a le symptôme propre de causer une tumeur au bras, a aussi guéri, après son éruption, un bras enflé et à demi paralysé (3). »

Si c'est par des observations de ce genre que l'on prétend prouver la *loi des semblables*, il faut convenir que les sectateurs de l'homœopathie ne sont pas difficiles en fait de preuves. Je puis leur en fournir une qui aura sans doute échappé à l'érudition de leur patriarche. — Le fils de Henri Ier, roi d'Angleterre, ayant été atteint de la petite vérole, son médecin, homme habile s'il en fut jamais, ordonna, avec toute la cérémonie convenable, qu'on enveloppât le jeune prince d'écarlate, que tout ce qui était autour de lui fût rouge, la tapisserie de la chambre rouge, les gens de service habillés de rouge. « Cela, dit-il, guérit si bien le malade, qu'il ne lui resta pas une seule trace au visage (4). » On voit que Jean de Goddesden, c'est ainsi que se nomme ce célèbre thérapeutiste, avait le pressentiment de l'homœopathie.

Puisque Hahnemann s'est contenté d'analogies aussi grossières

(1) *Organon*, traduction de Brunow, introduction, page 59.
(2) *Ibid.   Ibid.,*   page 68.
(3) *Organon*, traduction de Brunow, § 41.
(4) Freind, *Histoire de Jean de Goddesden.*

que celles qu'on a vues ci-dessus, il ne lui était pas difficile de démontrer que toutes les guérisons dont les auteurs nous ont transmis l'histoire avaient été opérées par la voie homœopathique. En effet, quel est le remède dont l'administration ne puisse être suivie d'un ou deux symptômes ayant une analogie plus ou moins éloignée avec certains symptômes morbides, surtout si l'on rapporte, comme le fait Hahnemann, à l'action du remède tous les phénomènes graves ou légers qui se manifestent pendant dix, vingt ou quarante jours après son administration?

Cet auteur affirme qu'il n'y a que trois manières d'employer spécifiquement les remèdes, savoir : 1° par la méthode allopathique, qui use de puissances différentes de la maladie à guérir ; 2° par la méthode homœopathique, qui se sert de médicaments dont les effets ont le plus de ressemblance possible avec les symptômes de la maladie ; 3° par la méthode antipathique, qui emploie des puissances contraires à la maladie (1).

Cette énumération n'est pas complète, et l'on aurait dû y ajouter, pour plus d'exactitude, l'*isopathie,* qui consiste à faire usage de moyens identiques ou de même essence que la maladie, tels que l'inoculation, etc. Mais glissons sur ce défaut, auquel j'attache peu d'importance. Il est un reproche bien plus capital que j'adresse à la manière dont on envisage ici l'action des agents curatifs. Je dis que cette manière de considérer les effets thérapeutiques est radicalement vicieuse, en ce qu'elle détourne l'esprit humain du véritable objet de l'art, pour le porter vers des recherches aussi oiseuses qu'insolubles.

Quel est, en effet, le véritable but de la thérapeutique? N'est-ce pas d'abord de guérir? Qu'importe-t-il essentiellement de savoir au sujet d'un remède ou d'un traitement quelconque? N'est-ce pas d'abord s'il guérit ; ensuite s'il guérit promptement, sûrement ; enfin à quelles doses et dans quelles circonstances morbides il se montre le plus efficace? Eh bien, par quelle voie peut-on s'assurer d'une manière incontestable de toutes ces choses? N'est-ce pas au moyen de l'épreuve thérapeutique? Y a-t-il

1) *Organon,* § 66-67. Traduction de Brunow.

quelque témoignage qui puisse dispenser de celui-là ? Les homœopathes, les allopathes, les antipathes, les isopathes, ne sont-ils pas
tous obligés d'en appeler à ce criterium et d'en subir irrévocable-
ment les décisions souveraines ?

Quand l'épreuve thérapeutique a parlé, qu'est-il besoin d'aller
s'enquérir si les remèdes agissent par homogénéité ou par antagonisme, par similitude ou par dissemblance ? N'est-ce pas là une
recherche oiseuse, puisqu'elle ne peut ni remplacer ni infirmer le témoignage du criterium suprême ? N'est-ce pas rétrécir
arbitrairement le champ de l'expérimentation thérapeuthique
que de l'enfermer *à priori* dans telle ou telle catégorie de médicaments, soit homogènes, soit hétérogènes, soit homœopathiques,
soit allopathiques ; ou bien encore de le circonscrire dans les
doses excessivement minimes, ou dans les hautes doses, ou dans
les moyennes?

La plupart des écrivains en médecine ressemblent aux avocats
de la comédie des *Plaideurs*, qui discourent interminablement sur
des choses étrangères au procès, et ne disent rien ou presque rien
de ce qui constitue le fond du litige. A-t-on fait quelques essais
d'un remède ou d'un traitement contre une espèce de maladies :
on décrira le plus brièvement possible les symptômes caractéristiques de l'état des malades et les résultats sensibles de l'expérimentation ; mais on s'étendra longuement sur la cause présumée
essentielle ou *pathogénique* des phénomènes morbides et sur la
modification *intime* que le traitement est censé imprimer à l'organisme ; toutes choses imperceptibles aux sens et sur lesquelles
notre intelligence ne peut former que des conjectures éphémères.

On sait, par exemple, que souvent l'opium fait dormir, et que
mainte fois il agite. Ce double effet d'une même substance a mis à
la torture l'esprit des théoriciens de tous les siècles. On a écrit des
milliers de dissertations, on a imaginé une foule de théories pour
expliquer cette anomalie apparente, sans que la question ait
avancé d'un iota. L'opium jouit-il d'une vertu sédative ou d'une
vertu excitante? Malgré nos progrès et nos prétentions physiologiques, nous n'en savons pas plus là-dessus que n'en savaient
Galien, Avicenne, les arabistes et les scolastiques du moyen âge.

Si quelqu'un nous demandait aujourd'hui : Pourquoi l'opium fait-il dormir? nous n'aurions pas de meilleure raison à lui donner que Molière : *Opium facit dormire, quia in eo est virtus dormitiva.* Voilà à quoi aboutissent toutes ces recherches curieuses sur des objets inaccessibles à notre observation : à nous faire négliger l'essentiel, l'indispensable. Au lieu de disserter théoriquement sur la propriété excitante ou sédative de l'opium, il vaudrait mieux, il serait infiniment plus utile de rechercher par des expérimentations directes et suivies quelles sont les conditions de santé et de maladie dans lesquelles cette substance produit un effet sédatif, quelles sont les conditions dans lesquelles elle opère un effet opposé ; quelles sont les doses et les préparations les plus propres à donner tel ou tel résultat.

Mais cette voie est trop simple et trop longue; elle ne laisse pas assez le champ libre à l'imagination. Hahnemann a préféré suivre la route battue, en substituant dans tous ses écrits les explications transcendantales à des expériences claires et avérées. Veut-il justifier, par exemple, l'emploi des doses infinitésimales; au lieu de rapporter des faits de guérison bien détaillés et authentiques à l'appui de cette méthode, il s'efforce de vous persuader par un tissu inextricable d'arguties que *les maladies, n'étant que des altérations immatérielles d'un principe vital immatériel, doivent être combattues par des forces de même nature, c'est-à-dire par la vertu spirituelle des médicaments développée au moyen de l'atténuation homœopathique* (1).

Ou bien encore, il vous dira que les forces générales de la nature, comme l'attraction, l'électricité, le calorique, dont la puissance frappe tous les yeux, ne sont ni pondérables ni coercibles; d'où il infère qu'on aurait tort de ne pas croire à l'efficacité d'une dose infinitésimale quelconque (2). Mais il n'a donc pas observé que, si les forces dont nous venons de parler sont impondérables et inaccessibles à nos sens, leurs substratums ne le sont pas le moins du monde. Ainsi la force attractive est pro-

(1) *Organon,* traduction de Brunow, du § 53 au 66 particulièrement.
(2) *Ibid.,* § 305, et note relative à ce paragraphe.

portionnelle aux masses; l'électricité se dégage en proportion des surfaces qu'on met en rapport par contact ou par frottement; le calorique se développe suivant la quantité du combustible : toutes choses on ne peut plus matérielles et appréciables aux sens.

On sait que Hahnemann a composé un traité de matière médicale et un traité des maladies chroniques, dans lesquels il attribue une multitude de propriétés nouvelles, inouïes, à plusieurs substances réputées jusqu'alors complétement inertes. Il assure, par exemple, que le carbonate de chaux, administré à la dose d'un *sextillionième de grain*, ne produit pas moins de *mille quatre-vingt-dix* symptômes, parmi lesquels je remarque les suivants :

85. — « Vertige, le soir en marchant au grand air, et démarche chancelante (1).

98. — « Vertige en marchant au grand air (même au bout de vingt-six jours).

255. — « Prurit au bord des paupières.

302. — « Cécité subite, aussitôt après dîner.

905. — « Prurit au gland, surtout après avoir uriné (au bout de vingt-huit jours).

925. — « Vive excitation des désirs vénériens, surtout en marchant, avant midi (au bout dix-sept jours).

1592. — « Vive ardeur au bout du gros orteil (au bout de vingt et un jours) (2). »

Comment, me direz-vous, a-t-on pu s'assurer qu'un atome imperceptible de chaux carbonatée est bien réellement la cause déterminante de ces mille quatre-vingt-dix symptômes, dont un grand nombre ne s'est manifesté qu'au bout de dix, vingt, trente jours après l'ingestion de l'atome médicamenteux? Qui est-ce qui nous garantit que la plupart de ces phénomènes si bizarres que vous attribuez à l'influence de l'atome infinitésimal ne sont pas plutôt l'effet d'une multitude d'autres puissances, bien autrement

(1) Les chiffres placés avant chaque symptôme indiquent le numéro de ce symptôme dans la traduction française de Jourdan.

(2) Hahnemann, *Doctrine et traitement des maladies chroniques*, traduction de Jourdan, seconde édit. Paris, 1846, tome I, pages 548 à 599, *passim*.

énergiques, qui ne cessent d'agir sur l'économie, les unes d'une manière permanente, les autres accidentellement? « N'est-il pas absurde, comme le dit ailleurs Hahnemann lui-même, d'attribuer un effet à une force, tandis qu'il y avait en jeu, dans le même temps, d'autres forces qui souvent ont contribué plus qu'elle à le produire (1)? »

A ces questions si légitimes, à ces objections si pressantes, l'auteur de l'homœopathie ne fait aucune réponse. Il n'oppose que des affirmations dénuées de toute espèce de preuves, et ses crédules adeptes s'en contentent; et ils acceptent ses assertions les plus étranges comme des articles de foi! Quelques-uns, néanmoins, se séparant du troupeau fidèle, ont essayé de réviser les listes symptomatiques de Hahnemann; ils ont soumis chacune de ses propositions à un examen scrupuleux et à des expériences exactes : qu'ont-ils trouvé au fond de cet échafaudage burlesque, annoncé pompeusement comme une révélation divine? Je laisse à un des admirateurs de Hahnemann le soin de nous l'apprendre.

M. Rapou, historien de la doctrine homœopathique, en résumant, sous le titre d'*École spécificienne*, l'ensemble des dissidences qui se sont produites parmi les partisans de la nouvelle méthode, s'exprime ainsi : « La loi des semblables est positive, mais elle ne constitue pas la loi générale de la thérapeutique. — Les agents médicamenteux peuvent opérer par la loi des contraires : l'énantiopathie est tout aussi souvent en jeu que l'homœopathie; ce sont des modes accessoires et secondaires. Le grand principe, c'est la *spécificité*, et le problème le plus important n'est pas de chercher la similitude entre le remède et le mal, mais de trouver directement le *spécifique* qui convient contre chaque état morbide. — La dynamisation n'existe pas, ou, suivant d'autres, on a extrêmement exagéré son importance. Le diluement est incapable de développer une efficacité médicamenteuse dans la plupart des substances inertes à l'état naturel, et que Hahnemann a mises au nombre des remèdes actifs. — Les doses infinitésimales n'ont point d'action marquée; il faut employer ordinairement les tein-

____

(1) *Traité de matière médicale*, traduction de Jourdan. Prolégomènes, § 1.

tures et les poudres, et ne jamais s'élever au-dessus des trois ou quatre premières divisions. Les médicaments peuvent être administrés sans inconvénient aux préparations pharmaceutiques ordinaires, et l'on peut employer concurremment avec eux les diverses médications allopathiques. — La clinique doit devenir la source principale des indications et concourir dans une plus grande proportion à la formation de notre *matière médicale pure*. Cette dernière partie de la science est à refaire; il y faut introduire une classification anatomique et physiologique des symptômes. — La théorie de la psore et ses prétendues conséquences sont fausses de tous points. L'on peut et l'on doit chercher à unir, combiner les procédés spécifiques avec les indications anciennes. Il est convenable de revenir à l'usage des mixtures pharmaceutiques (1). »

Voilà donc les résultats auxquels sont arrivés les propres disciples de Hahnemann, lorsqu'ils ont voulu vérifier au contact des faits les étonnantes assertions de leur maître. Chacune des propositions fondamentales de la nouvelle doctrine reçoit ici le démenti le plus formel. Que reste-t-il de cette doctrine, après une réfutation si complète et si détaillée? Rien, absolument rien qui soit digne de l'attention d'un homme sensé.

Quant à l'exposé de principes qu'on vient de lire, et qui forme comme le programme des homœopathes émancipés sous le nom d'*École spécificienne*, je ne vois pas ce que la critique la plus sévère pourrait y trouver à reprendre, si ce n'est les mots *spécificités*, *spécifiques*, qu'il convient de remplacer par les expressions beaucoup plus exactes de *synthèse, synthétiques*. A part cette légère modification, le programme de l'école spécificienne rentre tout entier dans les principes que nous avons proclamés nous-même, sous la dénomination de *système empiri-méthodique*.

§ IV. — Conclusion.

La doctrine hahnemannienne, dont nous n'avons fait ressortir que faiblement les défectuosités, nous a offert le bizarre assem-

____

(1) *Histoire de la doctrine homœopathique*, 1847, tome II, chap. xiv.

blage d'assertions dénuées de preuves, d'audacieux paradoxes, de contradictions manifestes. Son auteur, après avoir déclaré solennellement en maint et maint passage que « l'esprit humain ne peut se former de lui-même une notion de l'essence des choses, de leurs causes et de leurs effets; qu'il faut que chacune de ses propositions soit fondée sur des observations sensibles, sur des faits et des expériences (1)..., » oublie entièrement ces maximes d'une sage philosophie, lorsqu'il s'agit de jeter les bases de son système médical ou d'en poursuivre le développement.

Dès lors, il n'hésite pas à affirmer que toutes les maladies chroniques qu'on observe en Europe (la syphilis exceptée) sont l'effet d'un miasme protéiforme, insaisissable, qu'il nomme *psorique* ou *galeux*. — Un enfant rend-il des vers dans ses déjections alvines ou par le vomissement; est-il sujet à des ophthalmies, aux rhumes, aux convulsions, aux angines; lui survient-il des furoncles, des tumeurs, des engorgements scrofuleux, etc., etc. : c'est le miasme psorique latent qui le travaille. — Une jeune personne est-elle affectée de chlorose, ou d'hystérie, ou de chorée; est-elle sujette à des crachements de sang; menacée de tubercules pulmonaires ou d'anévrisme du cœur, etc., etc. : la psore exerce dans elle tous ces ravages. — Un vieillard a-t-il des hémorroïdes ou des dartres; est-il affligé d'un catarrhe ou d'un asthme, de quelque hydropisie, de goutte, de rhumatisme, de paralysie, etc., etc. : le virus psorique manifeste en lui sa présence.

Par quelle série d'observations transcendantes, d'expériences délicates, Hahnemann a-t-il pu saisir la liaison de tant de phénomènes si divers avec ce miasme incoercible, immatériel, qu'il nomme *virus psorique?* Voilà ce qu'il ne dit pas ; voilà ce qui est incompréhensible, incroyable, pour quiconque n'a point la foi homœopathique; mais tout cela devient lucide, indubitable, quand on possède cette nouvelle vertu théologale.

Un homœopathe orthodoxe se garderait bien de suspecter les assertions les plus inimaginables de son prophète. Quelqu'un d'entre eux s'est-il jamais avisé, par exemple, de révoquer en

______

(1) Voyez ci-dessus au commencement du § 2.

doute l'anecdote suivante, par laquelle Hahnemann prétend prouver l'efficacité des doses infinitésimales : « Du broiement continué pendant une heure d'un grain d'or avec cent grains de sucre de lait en poudre, résulte une préparation qui a déjà beaucoup de vertu médicinale. Qu'on en prenne un grain, qu'on le broie encore pendant une heure avec cent grains de sucre de lait, et que l'on continue d'agir ainsi jusqu'à ce que chaque grain de la dernière préparation contienne un quadrillionième de grain d'or, alors on aura un médicament dans lequel la vertu médicinale de l'or sera tellement développée, qu'il suffira d'en faire respirer un grain, de le renfermer dans un flacon et de le faire respirer pendant quelques instants à un mélancolique chez lequel le dégoût de la vie est poussé jusqu'au point de le conduire au suicide, pour qu'une heure après ce malheureux soit délivré de son mauvais démon et retrouve du charme à la vie (1). »

Nul fondateur de secte médicale ou philosophique, depuis Pythagore, n'a poussé aussi loin que le chef des homœopathes le despotisme de la parole du maître; nul n'a imposé à ses disciples une crédulité plus soumise, plus aveugle. Veut-il démontrer la réalité des guérisons homœopathiques, ne croyez pas qu'il rapporte aucun fait, aucune observation environnée de témoignages respectables; il se contente d'affirmer que l'atome médicamenteux donné à ses malades va se loger juste au point imperceptible de l'économie qui est primitivement lésé, qu'il y fait cesser la maladie naturelle, en la remplaçant par une affection artificielle plus forte; après quoi, celle-ci s'éteint par l'action de la force vitale. Et pas un de ses disciples ne lui demande comment il a pu apercevoir tous ces phénomènes inaccessibles à l'œil humain, comment il a pu suivre la trace de l'atome infinitésimal dont il raconte la marche avec tant d'assurance! Ah! messieurs les homœopathes, que vous méritez bien l'épithète de *Hahnemanni servum pecus!*

(1) Hahnemann. Comment se peut-il que des faibles doses de médicaments aussi étendus que ceux dont se sert l'homœopathie aient encore de la force? dans *Études de médecine homœopathique*, première série. Paris, 1855, pages 578 et 579.

SEPTIÈME LETTRE

DES MÉTHODES THÉRAPEUTIQUES.

§ I. — État actuel de cette partie de la science.

Cette branche de la science est, sans contredit, une des moins avancées ; à peine quelques faibles lueurs percent la nuit épaisse qui l'enveloppe. La classification des méthodes thérapeutiques par Barthez, que j'ai citée précédemment, est encore ce que nous avons de moins imparfait, de moins irrationnel en ce genre (1). Cependant elle ne peut être considérée que comme une ébauche informe ; car elle partage, avec toutes les autres classifications thérapeutiques modernes, le défaut capital d'incohérence et d'inconséquence. Ainsi la classification barthézienne admet une méthode *naturelle*, ayant pour objet de favoriser, d'accélérer ou de régulariser la marche des maladies qui tendent à une solution heureuse ; une méthode *analytique* dans laquelle on décompose chaque maladie en un certain nombre d'affections élémentaires, qu'on traite séparément par des moyens appropriés ; une méthode *empirique* où l'on est censé combattre certaines maladies dont on ne connaît pas la nature par des remèdes dont on ignore l'action immédiate, primitive ; enfin, une méthode *perturbatrice*, que MM. Trousseau et Pidoux remplacent par la méthode *substitutive*.

Remarquez l'incohérence de cette classification : la première méthode est appelée *naturelle* ; la seconde devrait être appelée, par opposition, *non naturelle*. Il y a une méthode que l'on désigne par l'épithète d'*analytique* ; il devrait y en avoir une qui fût nommée *synthétique*. La règle fondamentale de toute classification ou

(1) Voyez notre troisième lettre, § 2.

division d'un sujet quelconque, c'est que les parties dont elle est composée s'excluent réciproquement. Or cette règle a été complétement oubliée, comme on voit, dans la classification barthézienne. Chacune des méthodes qu'on y admet est fondée sur des considérations d'un ordre étranger à la précédente, au lieu de découler d'un même principe, comme les branches d'un arbre sortent d'un même tronc. Que dirait-on d'un physicien qui diviserait les corps en artificiels et organiques? d'un pathologiste qui diviserait les maladies en épidémiques, endémiques et contagieuses? On dirait qu'ils mêlent, qu'ils confondent toutes les idées. Eh bien, une classification thérapeutique basée sur des principes divers ne mérite-t-elle pas le même reproche?

L'inconséquence de la classification barthézienne n'est pas moins palpable que son incohérence. En effet, nous y trouvons une méthode distinguée des autres par l'épithète *empirique*, ce qui signifie, dans le langage vulgaire des auteurs, contraire à la raison, à la physiologie. Or, cette méthode étant celle qui, de l'aveu de tout le monde, donne les cures les plus brillantes, il s'ensuit, d'après sa bizarre dénomination, que les médecins ne guérissent jamais mieux que lorsqu'ils traitent sans savoir pourquoi, ou même contrairement à leurs théories. O la belle logique! Et cependant, j'ose le dire, la médecine française n'a pas produit de plus grand génie que Barthez. Mais, que voulez-vous? Le plus habile musicien du monde ne saurait tirer des sons justes d'un instrument faux.

Tant que les théoriciens s'obstineront à désigner certaines méthodes curatives par des qualifications qui conviennent ou doivent convenir à toutes en général; tant qu'ils s'obstineront à nommer l'une *rationnelle*, l'autre *naturelle*, une troisième *exacte*, une quatrième *physiologique*, une autre *expérimentale* ou *empirique*, etc.; jamais, non, jamais la thérapeutique ne sortira du chaos où elle est plongée, jamais on ne parviendra à former une classification vraiment rationnelle des divers modes de traitement.

Pour atteindre un but si désirable, il faut d'abord établir un principe universel de thérapeutique, embrassant toutes les opérations de la médecine interne et externe; ensuite déduire de ce principe les diverses méthodes curatives qu'on propose; enfin, désigner chacune de ces méthodes par une épithète qui ne soit applicable qu'à elle seule. Nous avons déjà rempli la première de ces conditions, en formulant le précepte suivant, dont personne ne conteste ni l'évidence ni la généralité : *Traitez chaque maladie par les moyens dont l'expérience a démontré l'efficacité dans les cas semblables ou homologues* (1). Nous allons tâcher de remplir les deux autres dans la classification ci-dessous.

§ II. — Classification des méthodes thérapeutiques.

1° MÉTHODE SYNTHÉTIQUE. — Le mode de curation le plus ancien, le plus naturel et le plus simple, consiste à opposer à chaque cas morbide qui se présente un seul remède ou une seule combinaison de moyens curatifs qui emporte la maladie presque d'emblée. Dans ce mode de traitement, notre esprit considère tous les symptômes comme formant un concours indivisible, comme les manifestations d'une seule entité morbide contre laquelle il dirige une médication qui semble attaquer le mal dans son essence et mettre fin à tous les accidents, par une vertu qui lui est propre, spéciale, et en quelque sorte incompréhensible. Je donne à cette méthode l'épithète de *synthétique*, c'est-à-dire simultanée, mot qui peint très-exactement la manière dont notre esprit envisage et les symptômes morbides et les effets du traitement.

Les anciens, qui ne voyaient dans toutes les guérisons qu'un résultat de forces antagonistes, désignaient ces sortes de médications sous le nom d'*antidotes*; les modernes les appellent *spécifiques*. Par une précipitation fort ordinaire à l'entendement humain, les premiers thérapeutistes s'étaient hâtés de ranger parmi les antidotes une foule de substances dont les vertus n'étaient rien moins qu'assurées. Ainsi ils décoraient un grand nombre de plantes du titre de *vulnéraires*, parce qu'ils leur supposaient une vertu spéciale pour la guérison des plaies. Ils nommaient *thériaques* diverses préparations pharmaceutiques très-compliquées

(1) Voyez notre deuxième lettre, § 4 et 6.

auxquelles ils prêtaient dans leur imagination une efficacité merveilleuse contre les venins et les poisons de toute espèce. Il en est de même d'une multitude d'autres appellations pharmaceutiques de l'antiquité. Les modernes n'ont pas été moins féconds sous ce rapport; mais ils ont été souvent moins sincères, et les dénominations pompeuses par lesquelles ils désignent quantité de médicaments ne sont que des étiquettes mensongères pour attirer les chalands. Dans ce nombre, il faut ranger les élixirs de *longue vie*, *d'immortalité*, les *antigoutteux*, les *antiglaireux*, les *nervins*, les *eaux sédatives*, etc., etc.

Galien, ne sachant comment expliquer les effets thérapeutiques des antidotes, a dit que ces remèdes agissaient *par toute leur substance*, et la postérité médicale a répété cette explication, qui n'était qu'une manière de cacher son ignorance; de même que les physiciens cachaient la leur sur la cause de l'ascension de l'eau dans un tuyau de pompe aspirante, en disant que ce liquide montait par *horreur du vide*.

Les modernes, ne voulant pas se payer d'explications dénuées de sens, sont tombés dans des excès non moins ridicules : les uns ont nié l'existence des spécifiques; les autres, sans en contester l'existence ni l'efficacité admirable, se sont efforcés d'en proscrire ou d'en restreindre l'usage autant que possible. Ils l'ont traité *d'irrationnel;* ils l'ont banni de la théorie pour le reléguer dans la pratique ignorante ou aveugle! J'ai démontré l'absurdité de ce préjugé bizarre; mais on ne saurait trop le flageller dans l'intérêt de l'humanité et pour l'honneur de l'art médical.

Trop heureux, en effet, les malades et les médecins, si l'on avait plus souvent l'occasion de faire usage de ces remèdes appelés spécifiques ou mieux synthétiques, qui enlèvent une maladie en totalité, comme par enchantement, quelque nombreux que soient ses symptômes et de quelque masque qu'elle se couvre! Un jour viendra, qui n'est pas loin, où l'on sera tout étonné de la résistance de mes contemporains à restituer à la méthode que j'appelle synthétique le titre de *rationnelle*, qu'elle n'aurait jamais dû perdre et qu'elle mérite au premier chef.

Vous ne demandez pas au physicien ou au chimiste pourquoi

7

l'alcali se combine avec l'acide, pourquoi l'étincelle électrique convertit en eau un mélange de gaz hydrogène et de gaz oxygène; vous ne demandez pas au physiologiste pourquoi la guimauve est fade au goût, le sucre doux, la chicorée amère, pourquoi ma main s'ouvre ou se ferme par un acte de ma volonté. Et vous osez demander au thérapeutiste pourquoi le quinquina guérit la fièvre intermittente, le mercure la syphilis, la digitale les palpitations idiopathiques du cœur, etc., etc. Est-ce que ces derniers phénomènes sont plus faciles à expliquer que les premiers? N'est-ce pas tout le contraire qui a lieu? Ne voyez-vous pas que votre exigence vis-à-vis du médecin est injuste et déraisonnable?

On distingue deux sortes de spécifiques : les uns, dont l'action se porte spécialement sur certaines fonctions physiologiques, tels que les vomitifs, les diurétiques, les emménagogues, les soporifiques, les purgatifs, etc., ont été connus des anciens. Les autres, dont la spécificité se manifeste seulement dans certains états morbides, comme les fébrifuges, les antisyphilitiques, les antiscrofuleux, etc., n'ont été appréciés que des modernes.

C'est une des plus grandes gloires de la médecine moderne, et, sans contredit, son plus beau titre à la reconnaissance des hommes, que d'avoir trouvé de véritables spécifiques de maladies, c'est-à-dire des remèdes aussi sûrs et beaucoup plus doux que les procédés chirurgicaux les plus vantés. Un médecin qui vaccine un enfant pour le préserver de l'infection varioleuse, ou qui administre un sel de quinine pour couper des accès de fièvre intermittente, n'est-il pas aussi certain d'obtenir une guérison définitive que le chirurgien qui lie une artère affectée de tumeur anévrismale, ou qui essaye de broyer un calcul vésical par le procédé si ingénieux de la lithotritie? Pourquoi donc appelez-vous la conduite du premier niaisement empirique, ce qui veut dire aveugle dans votre langage, et celle du second rationnelle? — N'est-ce point par une pure hallucination de l'esprit, comme je l'ai démontré ailleurs péremptoirement (1)?

Quant à nous, fermement convaincu que la méthode synthé-

(1) Voyez la quatrième lettre, § 3.

tique, qui enlève les maladies presque d'emblée par des médications spéciales, est la plus rationnelle, comme elle est la plus
efficace et la plus sûre, nous lui assignons le premier rang entre
les méthodes thérapeutiques. Nous n'hésitons pas à proclamer
hautement qu'elle atteint mieux qu'aucune autre le but de l'art ;
qu'elle en fait ressortir mieux qu'aucune autre la puissance et
l'utilité aux yeux de tout le monde.

2° MÉTHODE ANALYTIQUE. — Malheureusement il n'est pas toujours possible d'attaquer une maladie, c'est-à-dire un ensemble de
symptômes, tout en bloc. Le nombre des médicaments spécifiques
est encore excessivement restreint. Dans les cas les plus ordinaires, on est donc obligé de recourir à l'analyse, qui consiste à
décomposer chaque état pathologique en un certain nombre d'é-
léments ou de maladies plus simples, et à diriger ensuite contre
chacun de ces éléments morbides une médication appropriée.

Je suppose, par exemple, qu'on ait à traiter un homme de
moyen âge et d'une force moyenne, atteint de pneumonie. Comme
on ne possède aucun spécifique contre cette affection, voici à peu
près quelle sera, dans l'état actuel de la science, la méthode généralement suivie. On commencera par pratiquer quelques sai-
gnées, durant les deux ou trois premiers jours, afin de diminuer
la congestion sanguine qui s'opère dans le poumon, c'est-à-dire
l'élément sanguin. En même temps, on supprimera toute nourriture, dans le même but. On donnera des boissons émollientes
tièdes, qui diminuent la tension générale, disposent à la diapho-
rèse et modèrent la chaleur interne dont le malade est souvent
incommodé. Enfin, on administrera quelque potion ou looch lé-
gèrement narcotique, pour calmer l'irritation nerveuse que les
secousses de la toux et la gêne de la respiration provoquent incessamment. Après quelques jours de ce traitement, beaucoup de
praticiens donnent le tartre stibié, soit à haute dose (de 50 à 50
centigrammes dans une portion de 150 grammes), soit en lavage
(5 ou 10 centigrammes dans un litre de véhicule). L'expérience
prouve que l'usage de ce médicament, sous l'une et l'autre forme,
est suivi tantôt de selles, tantôt de vomissements, tantôt de sueurs;
quelquefois de tous ces phénomènes, ou de deux seulement. Mais,

quels que soient ses effets immédiats, presque toujours il favorise
la résorption des fluides blancs dont le poumon est engorgé à
cette période de la maladie, et c'est en vue de ce résultat secondaire qu'on l'emploie en cette occasion. Je ne mentionne pas à
dessein une foule d'autres moyens par lesquels on se propose de
remplir des indications diverses. Ces détails ne seraient ici d'aucune utilité. Ce qui précède suffit amplement pour faire comprendre le mécanisme de la méthode analytique au lit des malades; et je dois me borner à cela.

PARALLÈLE DES DEUX MÉTHODES PRÉCÉDENTES. — Il suffit de jeter
les yeux sur la description de chacune de ces méthodes thérapeutiques, pour se convaincre que la première est la plus simple, la
plus naturelle, et que son application n'exige aucun effort de
l'esprit; tandis que la seconde, plus compliquée, plus artificielle,
nécessite dans son application un certain travail de l'entendement.
Ce travail consiste, comme il a été dit, à décomposer un état pathologique en plusieurs lésions élémentaires ou maladies simples,
et à combiner ensuite un traitement qui réponde, autant que possible, à chacun de ces éléments morbides.

Il est vrai que, par cette analyse mentale d'un état pathologique, notre esprit semble pénétrer plus avant dans la nature intime de la maladie; de même que, par la combinaison d'un
traitement multiple, il paraît s'initier davantage dans la connaissance de l'action physiologique de chaque modificateur. En un
mot, il est évident que la méthode analytique exige une série
d'opérations intellectuelles, de raisonnements plus ou moins
abstraits, dont la méthode synthétique nous dispense. Il faut, par
exemple, bien moins de travail de l'entendement pour ordonner
une dose convenable de quinine à un individu atteint de fièvre
intermittente que pour décomposer une pneumonie ou une fièvre
typhoïde, ou un choléra asiatique, en un certain nombre d'éléments, et diriger ensuite contre chacun de ceux-ci une médication
appropriée. Il n'est donc pas étonnant que notre esprit, qui ne
juge souvent de la valeur des choses que par la peine qu'elles lui
coûtent, en comparant l'extrême simplicité de la synthèse thérapeutique avec la complication de l'analyse, ait été porté à consi-

dérer le premier procédé comme beaucoup moins savant, beaucoup moins rationnel que le second (1).

Mais, si, écartant ce préjugé gothique, nous estimons les choses comme nous devons le faire, par leur valeur réelle, intrinsèque; si nous jugeons les méthodes thérapeutiques par leur degré de certitude et d'efficacité; alors, sans aucun doute, nous donnerons la préférence à la méthode synthétique, et nous serons tout étonnés qu'on lui refuse le titre de rationnelle, pour l'accorder exclusivement à sa cadette, à qui l'épithète de raisonneuse ou ergoteuse convient beaucoup mieux.

Ce qui contribue encore à prolonger l'illusion commune en faveur de la méthode analytique, ce sont les services immenses qu'elle a rendus et qu'elle continue de rendre à la chimie; car, de tout temps, cette dernière science a eu le privilége d'influer considérablement sur les théories médicales. Mais on ne réfléchit pas que l'analyse chimique diffère essentiellement de l'analyse thérapeutique. En effet, la première opère sur des objets palpables, et elle obtient, par la décomposition qu'elle en fait, des éléments fixes, déterminés. La seconde n'opère que sur des objets purement intellectuels; elle décompose, non les maladies, mais les idées que nous nous faisons de ces maladies; elle n'obtient et ne peut obtenir que des éléments variables, indéterminés, imaginaires. Méditez bien cette différence capitale, cher lecteur, et vous comprendrez pourquoi la méthode analytique, qui conduit à d'admirables découvertes en chimie, est, en thérapeutique, une source intarissable d'erreurs. Vous comprendrez pourquoi l'analyse clinique de Barthez s'éloigne tant de celle de Boerhaave, et celle de Broussais ne ressemble à aucune des deux autres. Vous comprendrez pourquoi il peut arriver que deux, trois, dix méde-

(1) Il fut aussi un temps où l'on comptait pour beaucoup le mérite de la difficulté vaincue dans l'appréciation des œuvres littéraires; à cette époque florissaient les énigmes, les bouts rimés, les rondeaux et autres compositions *ejusdem farinæ*. Le législateur du Parnasse français lui-même a sacrifié à ce mauvais goût, quand il a dit :

Un sonnet sans défaut vaut seul un long poëme.

cins, appelés en consultation, aient chacun un avis particulier sur un état pathologique qu'on est obligé de décomposer mentalement ; tandis que, s'ils ont affaire à une maladie contre laquelle la science possède un spécifique avéré, ils seront tous à peu près unanimes.

D'où je conclus qu'en thérapeutique la synthèse est incomparablement plus simple, plus sûre, plus efficace, plus *rationnelle*, que l'analyse ; que le but suprême de cette branche de la médecine consiste à ramener, autant que possible, le traitement de chaque état morbide au procédé synthétique, but que la secte spécificienne allemande a parfaitement compris, en se proposant pour objet la recherche des remèdes spécifiques, sans se préoccuper s'ils agissent par antipathie, ou homœopathie, ou isopathie, ou allopathie.

3° MÉTHODE EXPECTANTE. — La synthèse et l'analyse sont des méthodes communes à toutes les sciences ; mais la thérapeutique en compte d'autres qui lui sont particulières : ainsi, lorsqu'une maladie a un cours déterminé et rapide, comme une fièvre éphémère, une rougeole bénigne, une varioloïde, une plaie simple n'intéressant aucune partie noble, etc. ; lorsqu'une maladie, quoique plus grave, n'offre aucun symptôme alarmant et semble tendre vers une terminaison heureuse par les seules forces de la nature, comme une fièvre inflammatoire, sans phlegmasie apparente d'aucun organe important ; lorsqu'une maladie s'annonce d'une manière obscure, et que, d'ailleurs, il n'y a rien d'urgent ; enfin, dans une multitude d'autres cas, qu'il serait trop long de spécifier, il suffit de placer le malade dans de bonnes conditions hygiéniques, et de l'empêcher de commettre aucune imprudence, pour obtenir la guérison.

Alors la nature paraît faire tous les frais de la curation ; le médecin n'a qu'à observer, à se tenir dans l'expectative, afin de réprimer au besoin les écarts de la nature médicatrice, d'exciter ou de modérer ses mouvements, de soutenir ses forces, de l'aider, en un mot, suivant les indications qu'elle-même fournit. Le rôle de l'homme de l'art a été comparé, dans ces cas, à celui d'un serviteur ou d'un ministre qui n'attend pour agir que le signal du maître : *Medicus minister naturæ* est un axiome devenu célèbre dans beaucoup d'Écoles de médecine ; mais dont on abuse quand on en fait l'application à toute la thérapeutique (1).

Quelques auteurs, considérant l'office du médecin dans cette occurrence comme à peu près nul, ont donné à la méthode expectante le nom de *médecine inactive*; mais cette qualification est évidemment inexacte; car l'inaction du médecin n'est qu'apparente. Quoiqu'il ne prescrive rien de bien énergique, son esprit ne cesse pas d'être attentif et occupé : il surveille la marche des accidents, prévient les imprudences, règle le régime, etc.; il n'y a que le vulgaire ignorant qui puisse regarder comme nulle cette fonction de l'homme de l'art.

Ceux, au contraire, qui ont voulu généraliser la méthode expectante sous le titre de méthode *naturelle*, méthode *hippocratique*, considèrent chaque maladie ou chaque concours particulier de symptômes comme un enchaînement régulier de phénomènes que la nature, l'âme, l'archée ou le principe vital suscite, dans un but déterminé de guérison. *Natura morborum medicatrix*, la nature est la souveraine curatrice de tous nos maux; voilà leur axiome universel de thérapeutique. Mais, s'il est vrai que la nature guérit seule certaines affections, il n'est pas moins démontré par l'observation journalière que souvent elle serait impuissante ou même nuisible, sans l'intervention de l'art. J'en ai cité déjà des exemples bien frappants, qui me dispensent d'insister davantage sur ce point (2).

MÉTHODES SECONDAIRES. — Les trois méthodes que je viens de décrire embrassent tous les actes de la thérapeutique, soit interne, soit externe. Il n'est pas une seule prescription médicale, pas une seule opération chirurgicale, qui ne se rapporte à quelqu'une des trois catégories de médications tracées ci-dessus. Cependant beaucoup d'auteurs ont donné le nom de *méthodes thérapeutiques* à des modes de traitement d'une application bien moins générale. Ainsi, ils ont admis une méthode *antiphlogis-*

____

(1) Si, dans beaucoup d'occasions, le médecin est *minister naturæ*, dans combien d'autres n'est-il pas aussi *magister naturæ !*

(2) Voyez la deuxième lettre, § 4.

tique, une *dérivative*, une *perturbatrice*, une *substitutive*, etc. Mais il est facile de voir que chacune de ces dernières rentre dans l'une ou l'autre des trois précédentes, et ne saurait par conséquent être rangée sur la même ligne dans une bonne classification.

§ III. — Application de notre théorie des méthodes curatives.

Je suppose qu'on veuille apprécier et classer les traitements si nombreux et si divers conseillés dans ces derniers temps pour combattre le choléra, question palpitante d'actualité, chaos véritablement inextricable, d'après les pauvres doctrines de nos classiques. Dieu nous garde de vouloir passer en revue tous les moyens qui ont été proposés ou essayés, pour conjurer ce terrible fléau ! Il suffira de porter notre examen sur quelques-uns, de montrer comment on peut en saisir la pensée dominante, et assigner à chacun d'eux le rang qu'il doit occuper dans une classification thérapeutique, pour que tout lecteur attentif soit capable ensuite d'effectuer le même travail à l'égard d'un traitement et d'une maladie quelconques.

Première catégorie. Méthode synthétique.

Il est des médecins qui, considérant tous les phénomènes cholériques comme les manifestations d'une entité morbide indivisible, d'un miasme, d'un virus, se sont efforcés d'en arrêter le développement à l'aide d'une médication uniforme dont l'efficacité spécifique leur paraissait suffisamment justifiée par certaines observations ou certaines analogies plus ou moins fondées. Tels sont ceux qui ont eu recours à la médication saline par le chlorure de sodium, ou au traitement mercuriel, ou au nitrate d'argent ; ceux encore qui ont proposé le quinquina et les sels de quinine, à titre de préservatifs, etc.

Deuxième catégorie. Méthode analytique.

D'autres praticiens, envisageant le choléra comme une affection

multiple ou du moins polymorphe, l'ont décomposé par l'analyse
mentale en plusieurs éléments ou affections simples, et ont dirigé
d'abord leur arsenal thérapeutique contre celui ou ceux de ces
éléments qui leur semblaient dominer et donner le branle à tout
le reste.

Nous rangeons dans cette catégorie le traitement qui consiste à
employer concurremment ou successivement quelques-unes des
médications suivantes : les boissons délayantes, dans le but de
dissoudre les matières âcres qui sont censées engendrer la maladie ; les évacuants vomitifs et purgatifs, dans l'intention d'expulser de l'économie ces matières, qui, corrompant les produits
sécrétés, provoquent tous les accidents morbides ; les anestésiques et les antispasmodiques, l'opium, l'éther, le chloroforme, etc., qui s'adressent particulièrement à l'élément nerveux ;
les antiphlogistiques, dont le but est de combattre la phlogose
des voies digestives, considérée comme une cause déterminante
de tous les autres phénomènes ; les excitants, tels que boissons
aromatiques, plus ou moins alcoolisées, teintures, ammoniaque,
galvanisme, etc., dont l'effet ordinaire est de relever les forces
vitales opprimées, d'arrêter les progrès alarmants de la prostra-
tion, etc., etc.

Troisième catégorie. Méthode expectante.

Aucun de nos praticiens n'a osé faire l'essai de la médecine expectante contre cette terrible maladie ; car le rôle de temporisa-
teur, qui a immortalisé le nom de Fabius Cunctator, est plus difficile à soutenir au milieu de l'alarme générale et du trouble
menaçant de toutes les fonctions de l'organisme qu'à la tête d'une
armée impatiente de se mesurer avec l'ennemi. On ne peut donc
pas juger la valeur de cette méthode dans le choléra épidémique.
Cependant il y a des malades qui, n'ayant pu obtenir les conseils d'un homme de l'art, ou n'ayant pas voulu y obtempérer,
comme les folles de la Salpêtrière, n'ont suivi que leur instinct.
Ne pourrait-on pas dire que cette classe de malades, dans la-

quelle on compte quelques guérisons, s'est traitée par la méthode expectante?

Vous voyez, ami lecteur, avec quelle facilité s'est opéré le classement des médications si nombreuses et si divergentes énoncées ci-dessus. Maintenant essayez d'effectuer le même travail au moyen des classifications thérapeutiques les plus usitées : vous n'en viendrez jamais à bout d'une manière satisfaisante. Jamais vous ne pourrez décider lequel des traitements ci-dessus énumérés mérite, à l'exclusion des autres, le titre de rationnel, ou de physiologique, ou de naturel, ou d'empirique, ou de substitutif, etc., car ces épithètes conviennent toutes à tous à peu près également ; d'où il suit qu'elles n'en caractérisent aucun d'une manière spéciale.

§ IV. — Classification et dénomination des médicaments.

Cette section de la thérapeutique a été l'objet de récriminations aussi amères que multipliées. Il n'est pas un seul traité de matière médicale publié depuis un demi-siècle où l'on ne déplore la confusion, l'instabilité, l'insuffisance des classifications et de la nomenclature pharmaceutiques. Bichat nous a signalé une des principales sources de ce défaut : « Il n'y a point eu, dit-il, en matière médicale, de systèmes généraux ; mais cette science a été tour à tour influencée par ceux qui ont dominé en médecine ; chacun a reflué sur elle, si je puis m'exprimer ainsi ; de là le vague, l'incertitude qu'elle nous présente aujourd'hui (1). »

Doit-on, pour éviter cette cause d'erreurs, adopter les classifications des naturalistes, comme l'a fait l'auteur d'un *Traité de matière médicale et de thérapeutique* (2)? Je ne le pense pas ; voici pourquoi : toute distribution méthodique des matériaux d'une science doit être basée sur les propriétés que cette science

____

(1) *Anatomie générale.* — Considérations générales, § 2.

(2) M. Dieu, pharmacien-major et professeur à l'hôpital militaire de Metz, a suivi tout bonnement la division des anciens naturalistes, qui partageaient, comme on sait, tous les corps en trois règnes.

considère. Or quelles propriétés la thérapeutique considère-t-elle dans les agents médicamenteux? — Celle de modifier l'économie animale. Il faut donc nommer et classer les matériaux pharmaceutiques d'après les modes d'action qu'ils exercent sur l'organisme vivant. Chercher une autre base moins variable, comme l'a fait M. Dieu, c'est tourner la difficulté, et non la résoudre.

Malheureusement l'action d'une même substance sur l'économie animale peut varier selon une foule de circonstances qu'il est souvent difficile d'apprécier avec certitude. Par exemple, le tartre stibié administré à une série de malades, dans des formes et à des doses diverses, peut produire chez les uns de la sueur, chez d'autres un accroissement de sécrétion bronchique, chez un troisième des évacuations alvines, chez un quatrième des vomissements : chez d'autres il peut suspendre le vomissement et les selles, etc. Appliquée sur la peau, cette substance provoque une éruption de pustules auxquelles succèdent des ulcères dont la guérison se fait longtemps attendre. Sous quel chef rangera-t-on ce médicament? quel est celui de ses effets qu'on doit regarder comme le plus caractéristique, le plus essentiel? — *Réponse :* Celui qui est le plus sensible et le plus constant.

Mais, s'il arrive qu'un remède produise plusieurs effets à peu près également remarquables, auquel donnera-t-on la préférence? — Peu importe alors celui qu'on met en première ligne; pourvu qu'on ait soin de constater les autres. Ainsi je n'hésiterais pas à classer le tartre stibié parmi les émétiques; mais je ne trouverais pas mauvais qu'on le rangeât parmi les irritants, pourvu qu'on eût soin de noter sa propriété vomitive. Je classerais de même l'opium dans les anodins ou les upnotiques, en ayant soin d'avertir qu'au lieu de calmer certaines douleurs la céphalalgie, par exemple, il les exaspère; qu'au lieu de faire dormir, il agite quelquefois. Je m'attacherais surtout à bien indiquer les circonstances qui influent sur la divergence de ces résultats.

Enfin il peut se faire qu'un médicament change de place dans le cadre pharmaceutique, par suite de la découverte de quelque propriété jusqu'alors ignorée. Ainsi l'éther et le chloroforme, qu'on aurait mis forcément, il y a deux ou trois ans, dans la classe des excitants diffusibles, peuvent très-bien être rangés aujourd'hui parmi les anestésiques.

Demander à un ordre quelconque de connaissances plus de fixité, plus de perfection que n'en comporte la nature même de ces connaissances, c'est perdre son temps à la poursuite d'une chimère. Or la matière médicale est une science essentiellement mobile, de même que la chimie. Le mérite d'un traité de thérapeutique ne consiste pas tant dans la nomenclature et la classification des agents curatifs que dans l'attention scrupuleuse à bien spécifier les circonstances qui font varier les effets de ces agents ; à ne leur attribuer aucune vertu imaginaire, en rapport avec telle ou telle doctrine médicale, mais à s'en tenir strictement aux résultats purs de l'observation.

§ V. — Conclusion.

Jusqu'ici personne n'avait embrassé dans un même plan, n'avait réuni sous un même principe, la médecine interne et externe. Les systématistes les plus fameux des temps modernes ont toujours eu soin d'exclure de leurs théories thérapeutiques les opérations chirurgicales, c'est-à-dire les médications dont les effets sont les plus évidents ; parce que ces effets ne se prêtaient nullement à leurs explications théoriques. Qu'un chirurgien, par exemple, extirpe une tumeur, on ne saurait dire s'il agit par le principe des contraires ou par celui des semblables ; attendu qu'il n'y a aucun rapport d'antagonisme ni de similitude entre son opération et la nature de la maladie qu'il traite. Mais on dira fort bien qu'il attaque synthétiquement le produit de cette affection morbide.

Cette nécessité, pour les systèmes autres que l'empiri-méthodisme, d'exclure de leur cadre thérapeutique les médications externes, prouverait à elle seule l'imperfection, l'insuffisance, la fausseté de ces systèmes, si déjà nous n'avions démontré cette fausseté d'une foule d'autres manières.

Il est vrai que l'empiri-méthodisme n'a pas la prétention,

comme la plupart des autres systèmes, d'expliquer *le rapport intime qui existe entre la nature des maladies et le mode d'action des remèdes.* Nous confessons volontiers notre ignorance sur ces objets, impénétrables aux sens, de même qu'à l'entendement humain. Nous évitons avec une attention minutieuse de hasarder aucune conjecture à cet égard, ne voulant pas offrir à nos lecteurs des interprétations arbitraires pour des vérités, des fictions idéales pour des réalités matérielles.

HUITIÈME LETTRE

RÉPONSE A QUELQUES OBJECTIONS CONCERNANT LA DOCTRINE EMPIRI-
MÉTHODIQUE.

§ I. — Coup d'œil rétrospectif.

Le but principal de cette publication étant, comme je l'ai
annoncé dès le commencement, de fonder la pratique de la médecine sur une base immuable, à l'abri des variations incessantes
des théories physio-pathologiques, et de constituer scientifiquement l'art de guérir, dont les procédés, souvent disparates ou
contradictoires, semblaient n'avoir entre eux aucun lien logique,
ce but me paraît suffisamment atteint dans les lettres précédentes.

En effet, après avoir établi la nécessité d'un axiome universel
de thérapeutique, d'une évidence et d'une certitude incontestables, embrassant tous les modes de curation possibles, soit internes, soit externes, nous avons prouvé que cet axiome ne pouvait
être autre que le suivant : *Toute médication qui a guéri une maladie doit guérir également les maladies analogues à la première.*
D'où l'on déduit immédiatement ce précepte, qui ne souffre
aucune exception : *Traitez chaque cas morbide par les moyens
dont l'expérience a démontré l'efficacité dans des cas homogènes* (1).

Ensuite nous avons fait voir que l'application rationnelle de ce
précepte peut très-bien s'effectuer au moyen de trois méthodes
générales de traitement, qui comprennent toutes les opérations de
la médecine proprement dite et de la chirurgie, sans aucun alliage
de théories physio-pathologiques (2).

Ainsi se trouvent jetés les fondements d'une thérapeutique tou-

(1) Voyez la deuxième lettre, § 4 et 6.
(2) Voyez notre septième lettre.

jours rationnelle et toujours progressive ; ainsi se trouveréalisé
l'accord, déclaré, naguère encore, impossible, de la science avec
l'art, de la théorie avec la pratique, de la raison avec l'expérience ; ainsi se trouve constitué ce qu'on pourrait appeler la
grande stratégie médicale, *si parva magnis componere licet*. Vous
savez qu'on a souvent comparé le rôle du médecin luttant contre
la maladie à celui d'un général en présence d'un ennemi. Eh bien,
si l'on me permet de continuer cette similitude, je ferai observer
que tantôt l'homme de guerre aborde ses adversaires de front et
tâche de les culbuter, de les détruire en masse ; c'est alors la méthode *synthétique* qu'il emploie. Tantôt, au contraire, il s'efforce
de les diviser, d'isoler leurs bataillons les uns des autres, afin
d'en venir mieux à bout séparément ; ne peut-on pas dire qu'il fait
usage, dans ce cas, de la méthode *analytique ?* Enfin il arrive
quelquefois qu'un habile capitaine évite de se commettre, attendant une occasion favorable ou espérant que son adversaire s'é-
puisera de lui-même, faute de vivres ou de munitions. Cette tac-
tique n'a-t-elle pas beaucoup de ressemblance avec notre méthode
expectante ?

Vous voyez, ami lecteur, que, d'après le système de l'empirisme
raisonné, autrement dit de l'empiri-méthodisme, tel que je l'ai
exposé dans ces lettres et ailleurs, la pratique de la médecine est
constituée scientifiquement, en dehors de toute théorie physio-
pathologique ; l'art de guérir n'offre plus cette anomalie bizarre
de procédés appelés *rationnels*, dont l'efficacité est des plus dou-
teuses, à côté d'autres procédés appelés *non* rationnels, dont l'efficacité est parfaitement constatée ; le praticien n'est plus réduit à
faire l'aveu humiliant qu'il ne guérit jamais mieux que lorsqu'il
traite sans savoir pourquoi. Je pourrais donc borner là ma tâche
et laisser à d'autres le soin de développer les principes que j'ai
établis ; d'en suivre l'application à toutes les branches de la science
médicale ; de montrer comment ils en régissent tous les détails ;
mais il est encore quelques nuages que je tiens à dissiper, quelques objections qu'il importe de résoudre, concernant l'ensemble
de la doctrine empiri-méthodique : c'est par là que je terminerai
nos entretiens sur ce sujet.

§ II. — Première objection.

On lit dans l'*Essai de philosophie médicale* de M. Bouillaud :
« Nous avons démontré précédemment que le diagnostic était le
fondement essentiel de la thérapeutique, ou plutôt nous avons
admis, avec tous les médecins, que c'était là un axiome qui n'a-
vait pas besoin de démonstration. Comment, en effet, traiter une
maladie qu'on ne connaît pas? La thérapeutique n'est réellement
qu'une *déduction*, qu'un *corollaire*, des idées ou des doctrines que
l'on s'est faites sur la *nature* des maladies (1). »

Pour réfuter victorieusement la doctrine émise dans ce passage
par le célèbre professeur de la Charité, il suffirait, sans doute, de
renvoyer le lecteur aux axiomes philosophiques que j'ai rapportés
dans ma quatrième lettre et au corollaire qui les accompagne (2).
Mais je ne veux pas me contenter de cette réfutation indirecte,
d'autant plus qu'il y a dans le passage que je viens de citer un
sophisme captieux dont il importe de débrouiller l'artifice.
« Comment traiter, dit-il, une maladie qu'on ne connaît pas? »
La question est pressante, et je ne sache pas que ni M. Louis ni
M. Chomel, à qui elle semble adressée personnellement, y aient
fait aucune réponse. Je vais donc tâcher de suppléer à leur silence
sur cette question ; mais, avant d'y répondre, je demanderai qu'on
me permette d'en adresser une moi-même.

Un jardinier n'est-il pas obligé de connaître les plantes qu'il
cultive? Ne doit-il pas savoir discerner un chou d'un navet, une
carotte d'une betterave? Assurément, personne ne disconviendra
que cette connaissance ne lui soit nécessaire. — S'ensuit-il de là
qu'elle soit suffisante, et qu'il puisse en déduire par le raisonnement le genre de culture, de terre, d'engrais, d'exposition, etc.,
qui conviennent à chacun de ces végétaux? Tout homme sensé

____

(1) *Essai sur la philosophie médicale.* Paris, 1856, troisième partie, chap. vi,
art. 1er, page 592.

(2) Voyez la quatrième lettre, § 2.

répondra d'une manière négative : prenez tel savant que vous voudrez en botanique, en physiologie végétale, en analyse chimique, en microscopie ; supposez qu'il réunisse dans sa tête les lumières de toutes les Académies sur ces diverses branches de la connaissance humaine ; eh bien, je défie qu'il puisse en extraire directement la moindre règle d'horticulture sans quelque expérimentation préalable de lui ou d'autres. Cela posé, j'arrive à l'objection de M. Bouillaud.

« Comment traiter, dites-vous, une maladie qu'on ne connaît pas? » Tout le monde vous accordera que la chose est impossible. Tout le monde vous accordera, par exemple, que, pour bien traiter une variole, il ne faut pas la confondre avec une syphilide pustuleuse ; et que, pour traiter convenablement une hernie inguinale, il ne faut pas la prendre pour un bubon. Ainsi vous êtes dans le vrai quand vous insistez sur l'importance, sur la nécessité du diagnostic, quand vous affirmez que sans un diagnostic éclairé il n'y a point de médecine rationnelle, c'est-à-dire bienfaisante.

Mais, de ce que la thérapeutique ne peut marcher sûrement si elle n'est guidée par cette lumière, s'ensuit-il qu'elle n'ait besoin d'aucun autre secours? Suffit-il de bien connaître, de bien diagnostiquer une maladie pour savoir la guérir? En un mot, la thérapeutique est-elle, comme vous le prétendez, une *déduction*, un *corollaire* des idées qu'on s'est faites sur la nature des maladies? —C'est ici que se trouve l'exagération, l'erreur ; erreur à peine concevable de la part d'un clinicien aussi distingué que le professeur qui l'a émise ; erreur que les exemples suivants vont vous faire toucher au doigt.

Il y a environ un millier d'années que la variole est connue en Europe ; qu'elle a été décrite par les Arabes et les arabistes avec une exactitude qui a laissé peu de chose à faire à leurs successeurs. Il n'y a que cinquante ans à peu près qu'on sait prévenir le développement de cette affection par la vaccine. Croyez-vous que la découverte de ce préservatif soit une déduction, un corollaire des idées qu'on s'était faites sur la nature de la maladie? Vous connaissez trop l'histoire de la propagation de la vaccine, pour soutenir une pareille hérésie. Vous savez trop bien avec quel acharnement, avec quelle opiniâtreté, ce procédé a été combattu au nom des théories les plus accréditées.

Les fièvres intermittentes sont connues de toute antiquité. On en trouve des descriptions dans les livres hippocratiques, et il est probable que les Asclépiades diagnostiquaient ces maladies presque aussi sûrement que nous. Cependant nous les guérissons incomparablement mieux qu'eux. Devons-nous le perfectionnement de notre thérapeutique, sous ce rapport, à des idées plus justes sur la nature de ces maladies? Vous savez bien le contraire; vous savez pertinemment que l'introduction du fébrifuge par excellence a eu lieu en dépit des idées, des théories régnantes sur ce genre d'affections.

Enfin quelle maladie est mieux connue que la rage? On sait quelle en est l'origine, comment elle se communique à l'homme, la durée de son incubation, sa marche, ses symptômes, sa terminaison infaillible. Il suffit de l'avoir observée une fois pour ne la confondre avec aucune affection d'une autre espèce. Néanmoins sa thérapeutique n'est pas plus avancée qu'il y a deux mille, trois mille ans.

Et vous osez affirmer que « les indications thérapeutiques dérivent évidemment du diagnostic de la maladie; que, lorsque la nature de celle-ci est exactement connue, elle indique comme d'elle-même le remède (1). » Jamais maxime plus illusoire n'a été professée en médecine. Hélas! le contraire n'est que trop bien prouvé par l'histoire de notre art. Non, la connaissance du remède ne découle pas de la connaissance de la maladie, comme une conclusion découle des prémisses. Le diagnostic ne constitue qu'une des prémisses dans l'art de guérir; l'autre prémisse, non moins indispensable, c'est l'épreuve clinique. Ainsi les Asclépiades connaissaient assez bien les fièvres intermittentes; mais, avant que l'épreuve clinique eût sanctionné un mode de traitement, l'art était à peu près impuissant, la science tronquée, relativement à ce genre d'affections. Ainsi notre diagnostic sur la rage laisse peu de chose à désirer; tandis que notre thérapeutique est

____

(1) *Essai sur la philosophie médicale.* Paris, 1836, page 521.

encore et restera toujours misérable, jusqu'à ce que l'épreuve clinique ait sanctionné quelqu'un des moyens essayés contre cette affreuse maladie.

D'après l'opinion de M. Buchez, conforme en ce point à la doctrine de tous les philosophes modernes, vous ne pouvez prévoir les effets successifs engendrés par l'introduction d'un agent thérapeutique dans l'économie animale, avant que la succession entière de ces phénomènes ait été observée, une fois au moins, dans toute son étendue (1). A plus forte raison, il est impossible que le diagnostic d'une maladie, quelque exact que vous le supposiez, vous fasse prévoir la série des modifications que tel ou tel traitement doit imprimer à cette maladie, avant que la série entière de ces modifications ait été observée, au moins une fois, dans toute son étendue.

Anciennement, on regardait les accidents syphilitiques comme les indices d'un virus qu'il fallait de toute nécessité expulser de l'économie. En conséquence, on faisait suer ou saliver, jusqu'à l'épuisement, les individus atteints de quelques-uns de ces symptômes; après, on les purgeait encore par les voies digestives. Dans les derniers temps, quelques pathologistes ont prétendu que les symptômes vénériens n'étaient que le produit d'une irritation ou d'une phlogose. En conséquence, ils ont conseillé d'appliquer la médication antiphlogistique à tous les cas de ce genre. Les homœopathes regardent ces mêmes accidents comme les effets d'un miasme impalpable, et s'autorisent de cette hypothèse pour leur opposer des remèdes spiritualisés. Les uns et les autres ont déduit *à priori* leurs règles de traitement de l'idée qu'ils s'étaient formée sur la nature de la maladie. Les uns et les autres ont suivi également une fausse route; ils se sont basés sur des hypothèses. Ce n'est pas ainsi qu'on doit procéder en médecine pratique; voici comment il faut raisonner et se conduire.

La maladie vénérienne se manifeste par des symptômes qu'on distingue actuellement en primitifs, secondaires et tertiaires ou constitutionnels. L'expérience nous apprend que chacune de ces

(1) Voyez notre quatrième lettre, § 2.

phases réclame une médication différente. Ainsi, dans la première, on emploie quelquefois avec avantage les astringents ou les boissons délayantes. Dans la seconde, les sels de mercure à petites doses, aidés des opiacés ou des sudorifiques, réussissent ordinairement bien, sans produire ni salivation ni aucune autre évacuation sensible. Enfin, dans la troisième période, appelée constitutionnelle, il est d'observation que les sels d'or et les iodures sont, jusqu'à présent, les remèdes les plus efficaces. En conséquence, le médecin philosophe, qui ne s'exagère point la portée de notre intelligence, qui ne se laisse pas abuser par les fantômes de son imagination, emploiera chacune des médications consacrées par l'expérience contre la période correspondante de la maladie, sans se préoccuper si celle-ci est le produit d'un virus ou d'une irritation ou d'un miasme, toutes choses impénétrables aux sens, de même qu'à l'entendement humain.

§ III. — Deuxième objection.

Si toutes les théories physio-pathologiques ne sont que des hypothèses illusoires, propres seulement à égarer le praticien, il faut donc les bannir entièrement de la science comme des fictions dangereuses ou tout au moins inutiles. Cependant l'exclusion absolue des théories et du raisonnement paraît une chose impossible, et dont il n'existe pas d'exemple dans aucun traité de médecine. D'où il suit qu'une doctrine qui s'appuie sur cette exclusion, qui en fait un précepte formel, repose sur une impossibilité, c'est-à-dire sur une erreur.

Telle est l'objection qu'on ne cesse de répéter, sous mille formes, contre l'empirisme; et, sur ce, on se dispense de l'étudier, de l'approfondir (1). On l'accuse de proscrire le raisonnement, parce qu'il veut en supprimer l'abus; de rejeter toutes les théories, parce qu'il veut les renfermer dans leurs limites naturelles.

_____

(1) Broussais, dans son *Examen des doctrines médicales*, ne consacre à l'examen de ce système qu'un alinéa de quelques lignes! (Voyez chapitre II, page 35, édition de 1821.)

Il est temps de faire justice de ce préjugé, né de l'ignorance et de l'irréflexion.

Réponse. — Il est bien entendu que, lorsque je nomme l'empirisme, je ne veux point parler de l'empirisme des carrefours ni de celui qui tient officine, ni de celui qui étale ses hauts faits dans des annonces, dans des prospectus ; ces débitants de drogues, ces possesseurs de remèdes secrets, de traitements spécifiques, que l'on désigne ordinairement sous la dénomination d'empiriques, ne connaissent de l'empirisme que le nom. Mais, quand on y regarde de près, on s'aperçoit bientôt qu'ils ne manquent jamais d'amorcer la crédulité du public, au moyen de quelque théorie physio-pathologique, par laquelle ils prétendent expliquer les merveilleux effets de leurs médications. C'est donc par antiphrase qu'on les appelle *empiriques*, puisqu'en réalité ils font tous du physio-pathologisme à leur manière.

Il demeure établi qu'il ne s'agit ici que de l'empirisme raisonné, méthodique, tel qu'il a été professé par quelques médecins philosophes de l'ancienne école d'Alexandrie, et tel surtout que je l'ai développé dans ces lettres. Eh bien, je le demande à tous ceux qui ont la moindre notion de cette doctrine : est-ce que le raisonnement en est exclu? Est-ce qu'elle n'est pas fondée, au contraire, sur des raisonnements très-spécieux, sinon très-vrais? Qu'ai-je fait moi-même dans tout le cours de ces lettres, sinon poser des principes de la plus haute philosophie et en déduire des conséquences? Que nos adversaires contestent ces principes ou les conséquences que nous en avons tirées, cela se conçoit ; ils en ont le droit. Mais qu'ils nous accusent de proscrire le raisonnement, ceci passe toute imagination ; car c'est nier la lumière du soleil, c'est montrer une ignorance profonde de l'histoire des doctrines médicales.

Quant au reproche d'annihiler les théories physio-pathologiques, s'il n'est pas entièrement fondé, il a du moins quelque vraisemblance. Oui, l'empirisme proscrit l'intrusion de ces théories dans la thérapeutique; oui, il déclare cette intrusion nuisible, illégitime. C'est là un dogme fondamental dont j'ai donné la démonstration dans ma quatrième lettre, de manière à ne laisser aucun doute dans l'esprit des lecteurs attentifs. Mais l'empirisme rationnel ou l'empiri-méthodisme n'exclut en aucune façon les théories physiologiques et pathologiques de leur domaine naturel, c'est-à-dire de la physiologie et de la pathologie. Je suis loin de partager l'opinion de Laënnec, qui traitait ces créations du génie de *vains amusements de l'esprit*. Je les considère, pour mon compte, comme des inventions éminemment utiles, comme des auxiliaires indispensables de l'entendement humain. Les théories physio-pathologiques ne sont devenues nuisibles, en médecine, que par l'abus qu'en ont fait les dogmatistes, en les transportant du domaine de la physiologie et de la pathologie dans celui de la thérapeutique. Quelques exemples vont nous édifier sur l'usage des théories dans les sciences et sur le danger de leur excessive extension.

Premier exemple. — Une pomme se détache spontanément de sa branche et tombe à terre. Un pendule, écarté de la ligne verticale, oscille pendant un laps de temps. Les planètes décrivent autour du soleil des ellipses dont cet astre est le foyer. Voilà des faits qui paraissent n'avoir entre eux aucun rapport, qui, ainsi isolés, ne laissent dans la mémoire qu'une trace fugitive. Mais un homme de génie conçoit l'heureuse idée de rattacher ces phénomènes à une cause unique : il suppose que la pomme est attirée vers la terre par une force invisible qu'il nomme *attraction*; que le pendule se meut sous la même influence; que les planètes sont retenues dans leurs orbites par une force toute pareille. Des observations, des expériences, des calculs sans nombre, sont entrepris pour vérifier cette hypothèse? tous semblent la confirmer, tous se plient à cette interprétation. Dès lors, une multitude de phénomènes qui passaient auparavant inaperçus, parce qu'ils n'avaient entre eux aucune liaison, attirent l'attention des savants, se gravent dans leur mémoire, au moyen de ce lien artificiel, et constituent une des plus belles conquêtes de la science.

Mais, si, quittant le domaine de la physique générale, nous voulons porter la théorie de l'attraction dans la chimie, si nous prétendons expliquer par elle les affinités élémentaires, nous tombons dans le chaos, nous abusons de l'hypothèse. En effet, la théorie de Newton ne suppose aucune différence entre les particules matérielles, tandis que les affinités chimiques sont basées précisément sur ces différences.

Deuxième exemple. — L'hypothèse d'un agent intérieur nommé principe vital ou mieux force vitale, qui, doué d'un instinct admirable et non de conscience, donne l'impulsion à tous les mouvements du corps organisé, les dirige vers un but, d'après un plan très-ingénieusement combiné ; cette hypothèse, émise par Hippocrate, exagérée par Van Helmont, ramenée à ses véritables termes et élevée presque à l'état de vérité démontrée par les modernes, est sans contredit une des plus belles créations de la science physiologique : sans elle une foule de phénomènes de l'économie vivante restent incompris et sans aucun lien entre eux.

Mais, qu'on essaye d'introduire cette théorie dans la thérapeutique, on arrive, si l'on veut être logique, à la négation de l'art de guérir ; on réduit le rôle du médecin à une pure contemplation de la mort, comme Asclépiade le reprochait aux hippocratistes de son temps. Si, au contraire, on veut que le médecin puisse intervenir quelquefois activement dans les maladies, on est forcé, comme Stahl, Barthez et autres, de se mettre en contradiction avec soi-même (1).

Troisième exemple. — Pinel avait rangé les fièvres intermittentes à type tierce dans l'ordre des fièvres bilieuses, qu'il appelait aussi méningo-gastriques ; celles à type quotidien ou quarte, dans l'ordre des pituiteuses, qu'il nommait adéno-méningées ; enfin, les intermittentes et les rémittentes pernicieuses étaient classées par lui dans l'ordre des ataxiques. Quant aux hémorragies, aux névroses et autres affections périodiques, il les avait disséminées dans des sections diverses. Broussais rattacha toutes ces formes morbides aux phlogoses, et en particulier à la gastrite.

Cependant l'un et l'autre n'hésitaient pas à combattre toutes ces affections par les sels de quinine, contrairement à leurs théories pathologiques ; mais, pour ne pas renoncer à celles-ci, ils qualifiaient cette médication bienfaisante d'*irrationnelle*. Ah ! pardon,

---

(1) Voyez notre troisième lettre, § 2 ; et notre *Histoire de la médecine*, tome II, page 414.

mes illustres maîtres ; ce n'est pas la médication qui était irrationnelle en cette occurrence ; c'est vous-mêmes qui manquiez de
logique, en prétendant unir la maladie au remède par le lien de
l'induction, tandis qu'on ne peut les unir que par l'observation,
l'expérience.

Quatrième exemple. — L'inflammation, en latin *inflammatio*,
en grec φλεγμασια ou φλογωσις, est un sujet qui n'a pas moins excité
de discussions parmi les médecins, que la présence réelle ou la
grâce suffisante en a fait naître parmi les théologiens, avec cette
différence toutefois que les disputes des enfants d'Esculape n'ont
allumé ni bûchers ni persécutions. A part cela, elles n'ont été ni
moins vives ni moins opiniâtres ; et, aujourd'hui encore, on est si
loin de s'entendre, que certains auteurs nient l'existence de la
phlogose, tandis que d'autres étendent ce mode de lésion à toute
la pathologie. La vérité, selon nous, n'est dans aucune de ces opinions extrêmes.

En effet, si nous remontons à l'origine de la science, nous
voyons que les mots phlegmasie, phlogose, inflammation, ont été
employés à cause de la similitude qu'on a cru remarquer entre les
effets de cette maladie et ceux du calorique. Or voici ce qu'on
remarque dans ce dernier cas : si une de nos parties se trouve
exposée à une distance modérée d'un foyer incandescent, nous y
éprouvons d'abord une douce chaleur. Bientôt cette sensation paraît
incommode et la partie commence à rougir. Ensuite la chaleur devient douloureuse, cuisante ; la coloration passe à un rouge de plus
en plus foncé ; il y a de la tuméfaction. Plus tard, la peau se couvre
de phlyctènes ou bulles remplies de sérosité ; le tissu cellulaire
sous-cutané ressent l'action du calorique. Enfin la mortification
atteint les couches superficielles de nos tissus et gagne de proche
en proche les couches les plus profondes. Mais, si l'action du calorique cesse avant qu'elle ait atteint son dernier effet, la mortification, alors la partie lésée revient à son état normal, avec ou sans
suppuration, avec ou sans perte de substance, selon le degré de
la brûlure.

Telle est en abrégé, et en omettant beaucoup de nuances, la
succession des phénomènes produits par l'action du calorique

extérieur sur une partie quelconque de notre corps. Or, la même série phénoménale pouvant être provoquée dans l'organisme par d'autres causes, soit internes, soit externes, on a donné primitivement le nom d'inflammation à l'assemblage de trois ou quatre des symptômes suivants : chaleur, rougeur, douleur, tuméfaction.

Une foule de théories ont été émises sur le phénomène initial et le mode de génération de la série phénoménale appelée inflammatoire ; et les auteurs ou les partisans de ces théories ont tous eu la prétention de baser sur chacune d'elles un traitement anti-phlogistique ; ce qui fait que ce traitement a subi tant de variations.

Enfin, dans ces derniers temps, des recherches considérables ont été entreprises, des observations et des expériences d'une patience et d'une délicatesse au-dessus de tous les éloges ont été faites pour saisir les transformations intimes, moléculaires que les tissus et les liquides vivants éprouvent dans leur passage de l'état normal à l'état phlegmasique. A l'aide du microscope, de l'analyse physico-chimique, des dissections, etc., on a pu établir en quelque sorte une échelle de gradation phénoménale, depuis la simple irritation jusqu'à la phlegmasie confirmée. On a vu le calibre des vaisseaux capillaires se rétrécir d'abord sous l'influence des irritants physiques ou chimiques, puis se dilater ; le mouvement des liquides dans ces mêmes vaisseaux, après une accélération momentanée, se ralentir, puis s'arrêter complétement. On a vu le sérum du sang transsuder à travers les parois vasculaires, entraînant avec lui la matière colorante dissoute ; on a vu les globules sanguins se déformer. On a assisté, pour ainsi dire, à la génération du pus, etc., etc.

Mais, lorsqu'on a voulu passer de cette pathogénie à la thérapeutique, on s'est aperçu qu'aucun lien rationnel, *perceptible à notre entendement*, n'unissait les faits dont s'occupent ces deux branches de la science médicale. On s'est convaincu que la connaissance la plus exacte, la plus approfondie, d'une série de phénomènes pathologiques ne pouvait fournir directement l'indication du remède le plus convenable, le plus efficace, ne pouvait remplacer en un mot l'épreuve thérapeutique. C'est un aveu que n'hésitent pas à faire les observateurs les plus habiles quand ils ne sont pas aveuglés par quelque théorie préconçue : « On ne peut malheureusement pas encore, dit M. Lebert, construire la thérapeutique sur les bases de la médecine scientifique ; et, avec la meilleure volonté du monde, on ne peut regarder la plupart de ces préceptes que comme le résultat de l'empirisme (1). »

Je ferai observer, à l'occasion de ce passage, que, dès aujourd'hui, la thérapeutique est constituée scientifiquement, non sur la physiologie pathologique, selon le vœu de M. H. Lebert, mais sur une autre base plus ferme, plus large, la seule sur laquelle on puisse asseoir tous ses préceptes, savoir l'expérience ou l'empirisme raisonné, autrement dit l'empiri-méthodisme. Il n'y a pas une seule règle de thérapeutique qui puisse être justifiée autrement que par les résultats de l'expérimentation. On a cité comme un exemple de thérapeutique *rationnelle* le précepte de rapprocher les parties divisées. Eh bien, ce précepte n'est ni plus ni moins *rationnel* que celui de donner du quinquina à un individu atteint de fièvre intermittente. Pourquoi conseille-t-on de rapprocher les parties divisées ? — Parce qu'on sait, *par l'observation*, que, dans certains cas, les parties divisées sont susceptibles de se réunir. Mais il y a aussi des cas, malheureusement trop nombreux, que l'observation seule nous a fait connaître, dans lesquels les parties divisées ne peuvent plus se réunir. Dans ces cas, je le demande, le précepte du rapprochement serait-il encore *rationnel?* — Non, certes, parce que l'expérience le réprouve.

§ IV. — Troisième objection.

« L'empirisme, dit Broussais, consiste à trouver un remède approprié à la maladie, sans se mettre en peine d'expliquer cette dernière, ni la manière dont elle est modifiée..... L'inappétence se guérit tantôt avec de l'eau, tantôt avec du vin; quelquefois en se purgeant ou en jeûnant; d'autrefois en mangeant des aliments plus copieux ou plus excitants qu'à l'ordinaire, etc. Que faire

(1) *Physiologie pathologique.* Paris, 1845, tome I, page 106.

donc? Si l'on ne veut pas raisonner ou faire de la théorie pour découvrir auquel de ses moyens il faut s'adresser, il ne restera qu'à les essayer successivement les uns et les autres (1). »

Je n'aurais pas rapporté cette objection, tant elle me paraît peu sérieuse, si elle n'émanait d'un homme qui a exercé une influence incontestable sur la médecine contemporaine; mais le nom de Broussais m'impose l'obligation de ne pas la passer entièrement sous silence. Toutefois, je serai court dans ma réfutation, ne voulant pas profiter de tous les avantages que me donne la faiblesse de l'attaque.

Réponse. — Vous dites qu'on guérit l'inappétence tantôt avec de l'eau, tantôt avec du vin, etc., etc. Je demande comment vous avez appris qu'on pouvait traiter cette affection, ou, si vous aimez mieux, ce symptôme, par des moyens si divers et quelquefois si opposés? N'est-ce point par l'observation et uniquement par l'observation? Quelle théorie physio-pathologique aurait pu suggérer l'idée d'une si grande variété de traitements appliqués à une maladie, toujours la même en apparence? — Aucune; il n'y a que l'observation clinique qui ait pu vous fournir cette notion.

Vous ajoutez : « Si l'on ne veut pas raisonner ou faire de la théorie pour découvrir auquel de ces moyens il faut s'adresser, il ne restera qu'à les essayer successivement les uns et les autres. » Je passe l'accusation banale de ne pas raisonner adressée aux sectateurs de l'empirisme, accusation indigne de Broussais, qui savait pertinemment que les empiristes ne se privent nullement de raisonner, accusation qui a été déjà réduite à sa juste valeur, c'est-à-dire à néant. J'arrive à cette conclusion finale, que l'on sera dans la nécessité d'essayer toutes les médications successivement, si l'on n'a pas une théorie physio-pathologique pour guide; et je réponds :

Oui, certes, on sera obligé d'essayer successivement toutes les médications, si, à l'exemple de certains réformateurs, on ne tient aucun compte des observations de ses devanciers, si l'on prétend renouveler la science depuis sa base jusqu'à son couronnement;

____

(1) *De l'irritation et de la folie.* Paris, 1839, tome I, pages 53 et 54.

mais telle n'a jamais été la prétention des empiri-méthodistes, et les premiers médecins qui prirent le titre d'empiristes dans l'école d'Alexandrie nous ont laissé des règles très-sages pour discerner le degré de confiance qu'on doit accorder aux observations d'autrui ; ce qui prouve qu'ils ne dédaignaient pas de s'en servir.

Ainsi donc, sous quelque point de vue qu'on envisage la thérapeutique, dans les généralités comme dans les détails, toujours et partout, l'induction doit être subordonnée à l'expérience ; les règles de traitement doivent avoir reçu la sanction de l'épreuve clinique avant d'obtenir droit de domicile dans la science.

NEUVIÈME LETTRE

DU RANG QUE LA MÉDECINE DOIT OCCUPER DANS UN SYSTÈME GÉNÉRAL DES CONNAISSANCES HUMAINES ; ET DU DEGRÉ DE CERTITUDE QU'ELLE PEUT ATTEINDRE.

§ I. — Convenance de cette recherche.

Après avoir assigné à chacune des branches de la médecine la place qui lui convient, eu égard à l'importance de son concours pour la réalisation du but final de cette science, la guérison des maladies; après avoir démontré, contrairement à l'opinion d'un grand nombre de théoriciens, que, sous ce rapport, la thérapeutique tient le premier rang, et que la pathologie, l'anatomie, la physiologie, etc., viennent ensuite, à titre d'auxiliaires; après avoir, en un mot, fait sortir la pratique médicale du chaos où elle était plongée, en rétablissant la véritable théorie de l'art de guérir, méconnue et défigurée depuis vingt siècles; je pense qu'il ne sera pas hors de propos d'examiner quelle place la médecine doit occuper dans une classification systématique de toutes les connaissances humaines, et quel degré de certitude elle est susceptible d'atteindre. Cette recherche constitue, ce me semble, le complément suprême de toute doctrine médicale, et doit clore convenablement cette série épistolaire.

Toutefois je n'ignore pas combien l'époque actuelle est peu favorable aux dissertations philosophiques; je n'ignore pas que, au milieu d'une société ébranlée comme la nôtre, et menacée dans son existence, les médecins ne peuvent prêter qu'une oreille distraite à des questions de pure théorie, dont l'examen exige du calme, de la sécurité et du loisir. Aussi je n'abuserai pas de la patience de mes lecteurs; je tâcherai de ne dire absolument que ce qui est indispensable pour la solution des problèmes énoncés en tête de cette lettre.

Obligé de jeter un coup d'œil sur les diverses opinions des philosophes concernant l'origine de nos connaissances, leurs degrés de certitude, et les divers modes d'acquisition de notre entendement, je diviserai mon sujet en deux parties, l'une historique, l'autre critique et dogmatique.

PREMIÈRE PARTIE.

Résumé historique des opinions qui ont été émises sur l'origine des idées et leurs modes de développement.

§ II. — **Période antique.**

Du RATIONALISME. — Le premier philosophe dont les écrits soient parvenus jusqu'à nous dans un état d'intégrité suffisant pour nous donner une juste idée de sa doctrine est Platon, ce disciple enjoué du sage Socrate, qui fut surnommé le cygne de l'Académie, pour les charmes de sa conversation et les grâces de son style. Il pensait que les connaissances que nous acquérons dans ce monde ne sont que de faibles rayons des lumières que notre âme possédait avant d'être unie au corps; et il était persuadé que le meilleur moyen pour atteindre la vérité consiste à s'isoler, autant que possible, par la méditation, de l'influence des sens et des objets extérieurs, afin de se mettre en communication directe avec la nature intime des choses par l'intuition mentale. « L'âme, dit-il, ne pense-t-elle pas mieux que jamais, lorsqu'elle n'est troublée ni par la vue, ni par la douleur, ni par la volupté; et que, renfermée en elle-même et se dégageant, autant que possible, de tout commerce avec le corps, elle s'attache directement à ce qui est pour le connaître?... En effet, le corps nous entoure de mille gênes par la nécessité où nous sommes d'en prendre soin. Avec cela, les maladies qui surviennent traversent nos recherches. Il nous remplit d'amours, de désirs, de craintes, de mille chimères, de mille sottises, de manière qu'en vérité il ne nous laisse pas, comme on dit, une heure de sagesse... Il nous est donc démontré que, si nous voulons savoir véritablement quelque chose, il faut que nous nous séparions du corps, et que l'âme elle-même examine les choses en elles-mêmes (1). »

Du sensitisme. — Aristote, contemporain de Platon, fut un de ses auditeurs assidus pendant vingt ans ; après quoi il devint lui-même chef d'école. Or il professa une opinion toute contraire à celle de son maître sur l'origine de nos idées. Suivant lui, tous les animaux ont reçu de la nature la faculté de sentir et de juger ; mais, après que la sensation a été produite, les uns en conservent le souvenir, les autres non. Ceux dont l'âme retient quelque trace des impressions reçues peuvent, à la suite d'un grand nombre de sensations, raisonner d'après le souvenir qui leur en reste. Voilà comment la mémoire provient de la faculté de sentir. Le souvenir d'une même chose souvent répétée engendre l'expérience ; et l'expérience, c'est-à-dire toute notion générale qui se fixe dans l'âme relativement à ce qu'il y a de commun entre plusieurs choses, est le principe de la science et de l'art. — Les premières idées que les sensations font naître dans notre esprit sont toujours des idées d'ensemble, des idées très-générales. Ensuite, à mesure que les mêmes sensations se réitèrent, elles deviennent plus distinctes, et nos idées se spécialisent de plus en plus (2).

Aristote insiste beaucoup sur cette proposition, que les premières idées qui naissent en nous par l'intermédiaire des sens sont toujours des idées très-générales. Elle forme une des bases fondamentales de sa méthode scientifique, et il l'appuie par des exemples et des raisonnements qu'il croit inébranlables. Si un homme, dit-il quelque part, aperçoit un objet de fort loin, il aura d'abord l'idée d'un corps en général ; si cet objet s'approche de lui graduellement et qu'il le voie s'avancer d'un mouvement automatique, il concevra l'idée moins générale d'un animal ; ensuite celle

____

(1) *Phædon*, traduction française de M. Cousin, de la page 202 à 204.—Voyez aussi plusieurs autres dialogues.

(2) *Aristotelis opera omnia quæ exstant græce et latine.* Authore Guillelmo Duval. — *Analyticorum posteriorum*, lib. II, cap. xix. — *De principibus naturalibus*, lib. I. cap. i.—*Metaphysicorum*, lib. I, cap. i; *et alibi passim.*

d'un animal de telle ou telle espèce; puis enfin, l'objet étant tout à fait près, il le distinguera de tous les autres, il aura une idée individuelle. — Ailleurs, il cite l'exemple d'un petit enfant qui appelle d'abord tous les hommes *papa*, et toutes les femmes *maman*. Ensuite, à mesure qu'il grandit, ses idées se spécialisent ; il apprend à discerner son père et sa mère de toutes les autres personnes.

Telle est, suivant ce philosophe, la gradation de nos idées; et il part de là pour fonder une méthode scientifique à laquelle toute l'antiquité s'est asservie; méthode qui consiste à commencer l'étude et l'enseignement d'une science quelconque par les généralités, qu'on nommait aussi principes, éléments.

Il faut convenir que l'argumentation du chef des péripatéticiens et les exemples dont il s'étaye sont extrêmement captieux. Il nous serait très-difficile, aujourd'hui encore, d'en démêler l'artifice, si Locke et Condillac n'avaient démontré péremptoirement que les premières idées que les sensations excitent en nous sont toujours des idées individuelles; s'ils ne nous avaient appris, par leur savante analyse des opérations de l'entendement, comment notre esprit s'élève des idées individuelles aux idées générales, et en quoi celles-ci diffèrent des idées vagues, indistinctes, avec lesquelles Aristote les confond dans les exemples sus-mentionnés. Mais les anciens, privés des lumières de la métaphysique moderne, ne purent secouer le joug de la méthode péripatéticienne dont le prestige s'est maintenu jusqu'à une époque peu éloignée de nous.

Dans le péripatéticisme, les sensations, quoique formant le point de départ de nos connaissances, ne sont pas considérées comme notre unique instrument de progrès intellectuel; elles ne constituent que les matériaux de la pensée; et la raison y conserve sa suprématie sur les autres facultés de l'âme. Elle est chargée d'élaborer, de mettre en œuvre ces matériaux, pour l'édification du monument scientifique.

Il n'en est pas tout à fait de même dans le système d'Épicure, si nous en croyons son élégant interprète latin. Selon ce dernier, les sensations sont produites par des images ou simulacres extrêmement déliés, qui, détachés de la surface des corps ou formés spontanément, voltigent dans l'espace et viennent affecter nos organes. Les sens ne nous trompent jamais; la vérité n'a pas de fondement plus sûr que leur autorité, et notre existence dépend de l'exactitude de leurs rapports. Lorsque nous portons de faux jugements, c'est la raison seule qui s'égare dans ses appréciations (1). Ici, comme on voit, la théorie du sensitisme est poussée à ses limites extrêmes et forme le plus complet antagonisme avec la doctrine de Platon.

DE L'ÉCLECTISME. — Potamon, qui vivait à Alexandrie, vers le premier siècle de l'ère chrétienne, c'est-à-dire à une époque où les disputes des philosophes étaient très-animées, ayant reconnu ou cru reconnaître qu'aucun des systèmes proclamés avec tant de chaleur par les sectes contendantes n'était vrai dans son entier, mais que chacun d'eux renfermait une partie, une face de la vérité, mêlée à beaucoup d'erreurs, pensa que la sagesse consiste à ne s'attacher exclusivement à aucune des doctrines en vogue, mais à extraire de chacune ce qu'on juge le plus conforme à l'expérience et à la raison. L'histoire ne dit pas s'il érigea cette manière de philosopher en système, ni s'il forma des disciples. Quoi qu'il en soit, il fut regardé comme le fondateur de l'éclectisme ou syncrétisme, méthode qui eut chez les anciens beaucoup de partisans, mais dont les sectateurs ne formèrent jamais une école proprement dite, faute d'avoir adopté une formule précise, un symbole commun de doctrine.

SCEPTICISME. — Je ne m'arrêterai pas à l'examen du scepticisme, parce que le doute absolu et universel me paraît moins une doctrine scientifique que la négation de toute espèce de savoir. Les raisonnements des pyrrhoniens ne méritent, selon moi, aucune réfutation sérieuse, attendu qu'ils n'offrent, de l'aveu même de ces philosophes, aucun caractère de certitude. Je me contenterai donc de répéter avec Lucrèce :

> Denique, nil sciri si quis putat, id quoque nescit
> An sciri possit; quoniam nil scire fatetur (2).

(1) Lucrèce. — Poëme *De natura rerum*, chant IV.
(2) *De natura rerum*, chant IV.

§ III. — Période moyenne.

SUPERNATURALISME. — Aux deux modes d'acquisition intellectuelle admis par les philosophes, les Pères de l'Église chrétienne en ajoutèrent un troisième qu'ils considéraient comme le plus sûr, comme le seul infaillible. Ce mode, qu'on appelle révélation ou supernaturalisme, consiste dans la communication directe que Dieu fait à l'homme de certaines vérités que celui-ci n'aurait pu découvrir par les simples lumières de la raison. Toutefois la philosophie n'abdiqua pas entièrement ses droits à l'examen de ces hautes vérités; car, en même temps qu'on proclamait leur céleste origine, il se présentait plusieurs questions qui étaient évidemment du ressort de la raison humaine : ainsi l'on pouvait demander et l'on demandait en effet à quels signes on peut reconnaître qu'une révélation est réellement divine; comment on peut s'assurer qu'une proposition émane d'une source surnaturelle, etc. Or il est évident que toutes ces questions sont de la compétence de la philosophie. Aussi beaucoup d'anciens Pères de l'Église avaient étudié les philosophes grecs et s'efforcèrent de concilier, au moins en partie, la doctrine de ces philosophes avec les dogmes de la religion. De ce nombre furent saint Justin le martyr, saint Clément d'Alexandrie, saint Origène, saint Augustin. D'autres cependant, tels que Tertullien, Arnobe, Lactance, ne partageaient pas ce sentiment, et regardaient l'étude de la philosophie comme superflue et dangereuse.

DE LA SCOLASTIQUE. — Dans les siècles de barbarie et d'ignorance qui suivirent l'établissement de la religion chrétienne, au milieu des longues perturbations suscitées par les démembrements successifs de l'empire gréco-romain et l'établissement de nouveaux États, le goût des lettres et de la philosophie s'affaiblit considérablement; les écrits des philosophes, ensevelis sous la poussière des bibliothèques, y restèrent ignorés, même de leurs possesseurs; et, lorsque l'empereur Charlemagne institua ces nombreuses écoles qui devinrent plus tard des universités, les seuls débris de l'ancienne philosophie qu'on n'eût pas entièrement oubliés étaient la métaphysique et la logique d'Aristote. Durant ce laps indéfini de siècles qu'on appelle moyen âge, les ecclésiastiques, qui furent seuls dépositaires du trésor des connaissances humaines, se servirent d'abord de la dialectique péripatéticienne pour discourir sur les vérités morales et les dogmes de la religion. Ensuite ils se flattèrent d'arriver par la même voie, c'est-à-dire par la discussion et le raisonnement pur, à la découverte des lois naturelles, à la solution de tous les problèmes des sciences physiques.

Voici comment on avait coutume de procéder : on posait quelques axiomes ou principes universels de métaphysique, d'où l'on faisait découler, par une série d'arguments, l'explication de tous les phénomènes de la nature. Cette manière de philosopher fut appelée *scolastique*, du nom des écoles où elle avait pris naissance, et où elle a été en usage jusqu'à ces derniers temps.

Il fallut bien des années, bien des luttes, bien des efforts, avant que l'esprit humain se dégageât des entraves de cette méthode vicieuse, qui avait encore tant de crédit à la fin du seizième siècle, que Ramus ou la Ramée, professeur à l'Université de Paris, fut en butte aux plus rudes persécutions pour avoir osé en faire la critique.

<h3 align="center">§ IV. — Troisième période.</h3>

Renaissance de la philosophie. — Je n'essayerai pas de retracer, même succinctement, l'admirable concours de circonstances qui prépara l'affranchissement de la pensée : découvertes dans les sciences et dans les arts, restauration des monuments littéraires de l'antiquité, au moyen de l'imprimerie, soulèvement universel de l'opinion contre les abus de la puissance du clergé et de la féodalité, etc., etc.; tout cela exigerait, pour être à peine esquissé, bien plus d'espace que je n'en ai à ma disposition. J'arrive donc, sans préambule, à la renaissance de la philosophie, qui résume en elle tous les progrès de l'esprit humain.

Dans la première moitié du dix-sep.ième siècle, deux hommes, d'un caractère et d'un génie tout différents, partirent de points opposés, l'un de la sensation, l'autre de l'intuition mentale, pour

refaire l'édifice entier de la science. Ils s'accordèrent toutefois en
ceci, que chacun d'eux rejetait également le bagage de la méthode scolastique et se créait une méthode propre. Le premier,
exercé à la pratique des affaires et au maniement des hommes,
ayant rempli les plus hautes charges de l'État, substitua l'induction au syllogisme comme forme habituelle de raisonnement, et
proclama la souveraineté de l'expérience comme criterium scientifique et comme moyen de découvertes. Le second, au contraire,
fuyant le monde et les honneurs, ami de la solitude et de la méditation, esprit éminemment généralisateur, qui, tout jeune encore, s'était déjà acquis une grande renommée par ses découvertes
en mathématiques, remplaça toutes les règles si compliquées de
la dialectique péripatéticienne par une seule, n'admit pour caractéristique de la vérité que l'*évidence*. Le lecteur a déjà nommé
dans sa pensée François Bacon et René Descartes, les deux res-
taurateurs de la philosophie aux temps modernes.

DU SENSITISME. — Bacon place la source de toutes nos connaissances dans la faculté de sentir, de même qu'Aristote; mais il sou-
tient, contrairement à celui-ci, que les impressions sensitives font
naître d'abord en nous des idées particulières, non des idées générales. Ainsi, tout en adoptant la base scientifique du philosophe
de Stagyre, il se sépare immédiatement de lui pour suivre une
route toute différente. Le chef des péripatéticiens avait voulu commencer la science par les notions les plus générales, les plus
abstraites, nommées par lui à cause de cela, principes ou éléments. Le philosophe anglais proteste, au contraire, de toutes ses
forces contre cette marche; il assure que notre esprit ne saurait
s'élever tout d'un trait des idées individuelles provoquées par les
sensations aux axiomes ou principes généraux. Il veut que l'on
procède graduellement, et non par bonds; que l'on passe d'une
idée particulière à une idée un peu générale; de celle-ci à une
autre plus générale; ainsi de suite, jusqu'aux axiomes universels, qui doivent être placés, dit-il, les derniers. Bacon insiste
sur cette méthode avec obstination; il la recommande itérative-
ment; il en renouvelle l'exposition, sous des termes variés, dans
plusieurs endroits de ses livres, de peur qu'on ne l'ait pas suffi-

samment comprise ou appréciée; il en exalte la valeur bien au-dessus de toutes les découvertes particulières.

La postérité a confirmé le jugement de Bacon sur l'excellence de sa méthode, qui a été adoptée et perfectionnée par des savants et des penseurs de premier ordre, et qui a contribué aux progrès de l'entendement humain, surtout dans les sciences physiques.

Jean Locke agrandit et déblaya la route sur laquelle le précédent n'avait fait que poser quelques jalons. Il montra par quelle série d'actes notre esprit s'élève de la sensation, qui lui fournit l'idée simple ou individuelle, aux idées complexes ou composées; comment on forme, par abstraction, des idées générales, des idées d'espèce, de genre, de classe. Il fit d'excellentes remarques sur la nature, la formation et les erreurs du langage; réfuta la doctrine platonicienne des idées innées, et ne voulut admettre, avec Aristote et Bacon, pour base de nos connaissances, que les impressions sensitives, Il s'efforça de démontrer empiriquement, c'est-à-dire par le témoignage des sens, l'existence de Dieu, ses attributs, l'immatérialité de l'âme, etc.; en un mot, toutes les vérités de la religion et de la morale naturelles.

Étienne Bonnot de Condillac a été en France le représentant extrême du sensitisme; il fait dériver toutes les facultés de l'âme et toutes ses déterminations de la faculté de sentir : selon ce métaphysicien, l'attention n'est autre chose qu'une sensation prolongée, qui efface toutes les autres pour quelque temps; la comparaison et le jugement consistent dans deux sensations qu'on éprouve simultanément, ou qu'on rapproche par le souvenir comme si elles étaient simultanées; ainsi de suite pour les autres facultés intellectuelles.

Quant aux actes de la volonté, il les représente comme provenant de la même origine. Ainsi les sensations, qui, en tant que représentatives des objets, sont la source des idées, deviennent la source de tous les actes de la volonté, en tant qu'elles nous affectent agréablement ou désagréablement. De là naissent, suivant cette théorie, nos désirs, nos craintes, nos habitudes, nos passions, nos vices et nos vertus.

Personne ne contribua autant que Condillac à populariser en

France le goût des études philosophiques par la clarté et l'enchaînement des idées. Mais ne détourna-t-il pas ces études de leur véritable objet en faisant consister la suprême perfection des sciences dans la perfection même des signes ou du langage? N'est-il pas évident qu'il prend l'effet pour la cause quand il attribue l'exactitude du raisonnement en mathématiques à l'exactitude de la langue algébrique? Cette méprise grave n'a pas peu contribué à perpétuer dans les écoles et parmi les sociétés savantes ces vaines disputes de mots qu'il avait lui-même tant blâmées.

Condillac voulut, ainsi que Locke, faire découler de la sensation les idées religieuses et morales; mais d'autres philosophes en déduisirent avec non moins de succès la destruction de ces mêmes idées. Thomas Hobbes, David Hume, Charles Bonnet, Claude-Adrien Helvétius et autres, ont prouvé victorieusement que la théorie des sensations n'est pas défavorable au scepticisme, au matérialisme, à l'athéisme.

Du rationalisme. — Descartes s'aperçut de bonne heure que l'instruction qu'il avait reçue dans les écoles ou puisée dans les livres, sous le nom de philosophie, n'était qu'un échafaudage de mots, un art de discourir sans jugement, comme il le dit, sur des choses qu'on ignore. Son esprit, habitué aux recherches exactes des mathématiques, ne put se contenter d'une science aussi creuse; en conséquence, il résolut de la reconstituer de fond en comble, A cet effet, il commença par faire table rase de tout ce qu'il avait appris, n'exceptant de son doute philosophique que les vérités pratiques, dont l'usage, dit-il, ne peut être suspendu.

Ensuite il pose, pour base de son édifice scientifique, ce fait incontestable pour tout homme qui réfléchit : *je pense*, c'est-à-dire j'ai la conscience de ma pensée; d'où il tire immédiatement cette conclusion non moins incontestable : *donc j'existe*. Ce qui revient à dire : il y a en moi une substance pensante que j'appelle âme; substance essentiellement distincte de la matière; substance enfin dont la réalité est plus claire, plus présente à mon esprit que celle de mon corps et de tous les objets extérieurs. Cette âme, dont l'essence consiste dans la pensée, trouve en soi l'idée innée d'un être ou d'un esprit absolu, illimité dans ses attributs, sur l'infaillibilité duquel repose la certitude de nos connaissances.

Tant que ce philosophe ne sort pas de la sphère des phénomènes psychiques, ses propositions s'enchaînent naturellement; mais, lorsqu'il veut passer dans la région des phénomènes matériels, il semble que la route lui en soit fermée ; il est obligé d'avoir recours à des hypothèses tout à fait arbitraires. Ainsi il suppose, en physique, que la matière n'est douée d'aucune activité, ce qui est contraire à toutes les observations. En physiologie, après avoir dit que l'âme est présente dans toutes les parties du corps, il lui assigne, pour siége spécial, la glande pinéale ; il met à sa disposition une foule d'esprits animaux, espèce de messagers intelligents, qui vont et viennent d'une extrémité de son empire organique à l'autre, soit pour porter ses ordres, soit pour l'avertir de ce qui s'y passe (1).

Malgré ses erreurs, Descartes influa puissamment sur les progrès de l'entendement humain; il porta, comme on dit, le coup de grâce à la scolastique : la clarté de ses conceptions, la hardiesse de ses hypothèses excitèrent les esprits à penser par euxmêmes, à se dépouiller des préjugés de l'éducation classique. Un grand nombre de savants s'occupèrent de sa doctrine, soit pour la développer et la défendre, comme Nicole, Pascal, Spinosa, Malebranche et autres; soit pour la combattre, comme Gassendi, Hobbes, etc.

Godefroi-Guillaume Leibnitz, un des génies les plus universels des temps modernes, essaya de mettre un terme aux disputes des diverses écoles philosophiques, en fondant toutes les doctrines en une seule, qui retiendrait ce qu'il y a de vrai dans chacune d'elles, et rejetterait ce qu'il y a de faux ou d'hypothétique. Il procéda à l'exécution de son vaste projet par la méthode spéculative de Descartes, dont il appelait la philosophie l'antichambre de la vérité; tandis qu'il faisait très-peu de cas de la méthode empirique de Locke. De même que le philosophe français, il place en Dieu la base de toute réalité, de toute connaissance, de toute cer-

_____

(1) *OEuvres philosophiques,* publiées par Ad. Garnier, tome I, pages cxvii et cxviii.

titude. Il admet des idées innées, non comme présentes à la conscience dès la naissance, mais comme liées à notre constitution intellectuelle par un rapport nécessaire. Il n'accorde à la matière qu'une force d'inertie ou de résistance, et pour expliquer les forces actives dont les corps paraissent doués, il suppose que chacun d'eux n'est que l'évolution naturelle d'une *monade*, ou molécule simple, indivisible, impérissable, en quelque sorte spirituelle, qui est le moteur de tous les développements spontanés du corps tangible, la source de toutes ses propriétés actives, et qui reflète en miniature l'univers entier.

La philosophie de Leibnitz, pour être plus compréhensive que celle de Descartes, n'est pas moins hypothétique, comme on voit, ni moins éloignée des résultats de l'observation journalière.

Emmanuel Kant, avant de s'engager dans les recherches d'ontologie, voulut déterminer les lois et les limites de notre faculté de connaître ; afin d'éviter le principal écueil de la raison humaine, écueil qui réside dans le penchant presque irrésistible qui nous porte à vouloir sans cesse franchir les bornes que l'auteur de la nature a imposées à notre entendement. En conséquence, il s'appliqua avec une persévérance et une sagacité rares à discerner les connaissances *rationnelles* ou *à priori*, des connaissances *empiriques* ou *à posteriori*, Voici le résumé de sa doctrine à cet égard :

L'observation nous apprend, à la vérité, qu'une chose est de telle ou telle manière, mais elle ne nous apprend pas qu'il ne puisse en être autrement. Les jugements qu'elle nous donne ne sont jamais strictement universels ; ils n'ont qu'une généralité conditionnelle, ce qui veut dire qu'on n'a pas remarqué jusqu'ici d'exception à telle ou telle loi de la nature, comme dans cette proposition : Tous les corps sont pesants. — Au contraire, un jugement pensé dans une rigoureuse universalité, c'est-à-dire de telle sorte qu'aucune exception n'est possible, ne dérive point de l'expérience, mais est absolument valable *à priori* ; telles sont les propositions suivantes : Deux quantités égales à une troisième sont égales entre elles ; rien n'arrive sans cause. — Ainsi la nécessité et l'universalité sont la caractéristique de toute connaissance *rationnelle* ou *à priori* ; la contingence et la limitation forment le caractère essentiel de toute connaissance *empirique* ou *à posteriori*.

En précisant, mieux qu'on ne l'avait fait avant lui, la sphère et les conditions dans lesquelles s'exerce notre faculté de connaître, le sage de Kœnigsberg avait choisi le bon moyen pour modérer l'esprit dogmatique et spéculatif des philosophes. On lui reproche, il est vrai, de faire une trop large part à l'expérience et de méconnaître la réalité des concepts de la raison pure, de les réduire à un simple formalisme ou idéalisme ; mais, que ce reproche soit fondé ou non, il n'affaiblit en rien la certitude de la distinction qu'il a établie entre les connaissances *rationnelles* et les connaissances *empiriques*.

Fichte et Schelling, qui ont marché sur les traces de Kant dans la voie spéculative, paraissent avoir eu pour but principal de fonder l'ontologie sur une base inébranlable, en démontrant la réalité objective des concepts de l'entendement. Ont-ils réussi dans cette grande entreprise ? — C'est une question que je n'entreprendrai pas d'examiner ici ; car elle intéresse beaucoup plus la métaphysique et la morale que les sciences physiques dont la médecine fait partie. D'ailleurs la réponse à une telle question dépasse de beaucoup mon insuffisance : *Non nostrum tantam componere litem*.

Du sens commun et du sentiment considérés comme moyen de connaissance. — Ni les sensitistes exclusifs ni les rationalistes purs n'ayant pu édifier un système entier de connaissances qui satisfît également l'observation et la raison, quelques philosophes se flattèrent d'avoir trouvé dans le sens commun ou le sentiment universel un guide plus sûr, un criterium infaillible de la vérité. L'Irlandais Hutcheson fut un des premiers qui émirent cette opinion ; mais elle dut son principal lustre et l'attention du monde savant aux travaux de plusieurs philosophes écossais à la tête desquels on a coutume de placer Thomas Reid ; ce qui a fait donner à la doctrine elle-même le nom d'*école écossaise*. Ces sages, voyant que les vérités les plus usuelles de la morale et de l'expérience étaient ébranlées par les spéculations de certains philosophes, et désirant les établir sur une base inattaquable, supposèrent l'homme doué d'un sens moral, sorte d'instinct spirituel, qui le porte naturellement à la vertu, aux bonnes actions, qui ne lui inspire que des jugements sains, quand il ne laisse pas étouffer cette voix intérieure par les préjugés et les mauvaises passions. D'après cette théorie, le sens commun de l'humanité, c'est-à-dire l'instinct considéré dans ses manifestations les plus générales, les plus irrésistibles, est un principe certain de connaissance, un criterium infaillible de la vérité. Parmi les écrivains qui, dans d'autres pays, ont contribué le plus à populariser cette doctrine, on doit nommer J.-J. Rousseau en France, Henri Jacobi en Allemagne.

De l'éclectisme. — Il y a eu dans tous les temps des éclectistes, c'est-à-dire des esprits sages qui, au lieu de chercher à se signaler par l'invention de quelque nouveau système, se sont contentés d'extraire de chacun des systèmes contemporains la portion de vérité qui y est contenue, et de coudre ensemble ces divers lambeaux, pour en composer un corps de doctrine qui représentât aussi exactement que possible la somme des acquisitions de l'entendement humain à une époque donnée. C'est ainsi qu'au commencement du seizième siècle, Fernel alliait avec beaucoup de sagacité la théorie de Platon sur les idées à celle d'Aristote ; c'est ainsi que, de nos jours, un professeur de l'Université de Paris a offert à ses auditeurs le résumé des opinions des philosophes modernes dans un travail de haute critique dont voici la substance condensée par lui-même :

« Le dix-huitième siècle, dit-il, nous a laissé en héritage trois grandes écoles qui durent encore aujourd'hui : l'école anglaise et française, dont Locke est le chef et dont Condillac est parmi nous le représentant le plus accrédité ; l'école écossaise qui présente tant de noms illustres : Hutcheson, Smith, Reid et Dugald Stewart ; l'école allemande, ou plutôt l'école de Kant, car, de tous les philosophes d'au delà du Rhin, celui de Kœnigsberg est à peu près le seul qui appartienne à l'histoire.

« Mais ce n'est là qu'une énumération ethnographique des écoles du dix-huitième siècle. Il faut surtout les considérer dans leurs caractères analogues ou opposés. L'école anglo-française représente particulièrement l'*empirisme* ou le *sensualisme*, c'est-à-dire une importance à peu près exclusive attribuée, dans toutes les parties de la connaissance humaine, à l'expérience en général, et surtout à l'expérience sensible. L'école écossaise et l'école allemande représentent un *spiritualisme* plus ou moins développé. Enfin, il y a des philosophes, qui, repoussant la suprématie des sens et celle de la raison, cherchent dans le sentiment le vrai guide et la lumière de la vie intellectuelle et morale, par exemple, Rousseau en France, en Écosse Hutcheson et Smith, en Allemagne Jacobi.

« Telles sont les écoles philosophiques en présence desquelles est placé le dix-huitième siècle.

« Est-il une de ces écoles dans laquelle nous reconnaissions la vérité exclusivement à toute autre ? Nous sommes forcés d'avouer qu'aucune d'elles ne renferme à nos yeux la vérité tout entière. Nous sommes convaincus qu'une partie considérable de la connaissance échappe à la sensation, et nous pensons que le sentiment n'est une base ni assez ferme ni assez large pour porter la science humaine. Nous sommes donc plutôt les adversaires que les partisans de l'école de Locke et de Condillac, et de celle d'Hutcheson et de Jacobi.

« En général, dans l'histoire de la philosophie, nous sommes pour tous les systèmes qui sont eux-mêmes pour la raison : ainsi, dans l'antiquité, nous tenons pour Platon contre Aristote; chez les modernes, pour Descartes contre Locke; au dix-huitième siècle, pour Reid contre Hume, pour Kant contre Condillac à la fois et contre Jacobi. Mais, en même temps que nous reconnaissons la raison comme une puissance supérieure à la sensation et au sentiment, comme étant par excellence la faculté de connaître en tout genre; la faculté du vrai, la faculté du beau, la faculté du bien, nous sommes persuadés que la raison ne peut se développer sous des conditions qui lui sont étrangères, ni suffire au gouvernement de l'homme, sans le secours d'une autre puissance : cette puissance, qui n'est pas la raison et dont la raison ne peut se passer, c'est le sentiment; ces conditions, sans lesquelles la raison ne peut se développer, ce sont les sens. On voit quelle est pour nous l'importance de la sensation et du sentiment ; comment, par conséquent, il nous est impossible de condamner absolument ni la philosophie de la sensation ni celle du sentiment (1). »

Je demande excuse au lecteur pour l'étendue de cette citation. Cependant je suis persuadé qu'après l'avoir lue il me saura gré de n'en avoir rien retranché ; car elle lui offre, dans un espace aussi restreint que possible, l'exposé à peu près complet de la doctrine philosophique qu'on nomme éclectisme.

DEUXIÈME PARTIE.

§ V. — Examen critique et dogmatique des divers systèmes de philosophie mentionnés ci-devant.

Le fragment que je viens de rapporter simplifie et abrégera singulièrement la seconde partie de cette lettre. L'appréciation qu'on y trouve des systèmes modernes de philosophie me semble parfaitement juste, et j'y donnerais mon plein assentiment si l'auteur faisait mieux connaître la nature et la destination spéciale de chacune des facultés de l'entendement qu'il représente comme un principe de connaissance, savoir : le *sens commun ou le sentiment, la sensation et la raison pure.*

De l'instinct, principe du sentiment et du sens commun. — Lorsqu'on réfléchit sur les manifestations de cette faculté que les philosophes de l'école écossaise nomment le *sens commun*, et que d'autres nomment le *sentiment*, on reconnaît aussitôt qu'elles n'ont pas d'autre source que l'*instinct*, c'est-à-dire cette lumière innée, cette aptitude naturelle pour certains actes, qui se développe spontanément chez les animaux, ainsi que chez l'homme, dès le premier instant de leur naissance ou à des périodes déterminées de leur existence. L'instinct suffit aux besoins les plus communs de la vie ; il est le principe des sentiments les plus naturels ; il nous guide avant que l'expérience et la raison ne soient formées ; il nous fournit quelquefois des inspirations plus promptes et plus

____

(1) M. Cousin.— *Cours de l'histoire de la philosophie moderne*, édition de 1846, tome II, page 366.

sûres que les enseignements de l'expérience et de la raison. Il n'est susceptible ni de mémoire ni d'éducation, au dire des physiologistes, et ne saurait par conséquent être rangé au nombre des facultés philosophiques, c'est-à-dire perfectibles.

« L'opposition la plus complète, dit M. Flourens, interprète de Frédéric Cuvier, sépare l'instinct de l'intelligence. Tout dans l'instinct est aveugle, nécessaire, invariable; tout dans l'intelligence est électif, conditionnel et modifiable. Le castor qui se bâtit une cabane, l'oiseau qui se construit un nid, n'agissent que par instinct. Le chien, le cheval, qui apprennent jusqu'à la signification de plusieurs de nos mots, et qui nous obéissent, font cela par intelligence. Tout dans l'instinct est inné : le castor bâtit sans l'avoir appris; tout y est fatal : le castor bâtit maîtrisé par une force constamment irrésistible. Tout dans l'intelligence résulte de l'expérience et de l'observation : le chien n'obéit que parce qu'il l'a appris; tout y est libre : le chien n'obéit que parce qu'il le veut. Il y a donc dans les animaux deux forces distinctes et primitives, l'*instinct* et l'*intelligence* (1). »

De la sensation, principe de l'expérience. — Nous avons vu comment Aristote faisait dériver l'expérience de la sensation. Il pensait que les premières idées que les sens éveillent en nous sont des idées très-générales. Nous avons vu ensuite comment Bacon, Locke et les autres sensitistes modernes avaient réfuté cette opinion et montré la véritable gradation des idées sensibles, le développement réel de la méthode expérimentale ou empirique.

Mais, lorsque ceux-ci prétendirent s'élever par cette voie à la connaissance des choses supra-sensibles ; lorsqu'ils voulurent établir sur cette base la démonstration des vérités universelles et nécessaires, l'existence d'une religion et d'une morale naturelles, ils ne purent rien édifier de solide. Leurs preuves, leurs arguments, s'évanouirent au flambeau d'une argumentation rigoureuse, comme la vapeur et la fumée se dissipent aux rayons du soleil. En voulant fonder la morale sur les idées sensibles exclusivement,

(1) *De l'instinct et de l'intelligence des animaux*. Résumé des observations de Frédéric Cuvier sur ce sujet, par M. Flourens, deuxième édition, page 46.

ils l'ébranlèrent ; ils ouvrirent, à leur insu, la porte au scepticisme, au matérialisme, à l'athéisme.

Le domaine des connaissances qui dérivent de la sensation est assez vaste, sans qu'on s'efforce de l'étendre au delà de ses limites naturelles ; car il embrasse toutes les sciences qui s'occupent des lois de la matière, soit brute, soit organisée : il comprend la physique proprement dite, l'histoire naturelle, la chimie, la médecine, etc. ; tous les arts et métiers sont dans sa dépendance. Voilà les connaissances dont la faculté de sentir est le principe, qui s'accroissent par l'observation ou l'expérience, et doivent être cultivées par la méthode empirique.

De la réflexion ou de la conscience, principe de la raison pure. — L'esprit humain possède la faculté de s'isoler de toute sensation extérieure, de se replier sur soi-même, de se contempler dans ses fonctions. Cette faculté, qu'on nomme *réflexion* ou *conscience*, est la source des connaissances les plus sublimes : c'est par elle que l'homme s'élève aux idées de l'absolu, du nécessaire, de l'universel, de l'infini, du bien et du mal moral, en un mot, à toutes les notions qui constituent le domaine exclusif de la *raison pure*. Les sciences qui en dérivent directement sont la logique, la métaphysique et la morale. Cette faculté seule met une distance incommensurable entre l'espèce humaine et les espèces animales les plus voisines de l'homme, au dire des physiologistes les plus compétents :

« Les animaux, disent Frédéric Cuvier et M. Flourens, reçoivent par leurs sens des impressions semblables à celles que nous recevons par les nôtres ; ils conservent, comme nous, la trace de ces impressions ; ces impressions conservées forment, pour eux, comme pour nous, des associations nombreuses et variées : ils les combinent, ils en tirent des rapports, ils en déduisent des jugements ; ils ont donc de l'intelligence. Mais toute leur intelligence se réduit là. Cette intelligence qu'ils ont ne se considère pas elle-même, ne se voit pas, ne se connaît pas. Ils n'ont donc pas la *réflexion*, cette faculté qu'a l'esprit de l'homme de se replier sur soi-même et d'étudier l'esprit. La réflexion, ainsi définie, est donc la limite qui sépare l'intelligence de l'homme de celle des animaux… L'homme est le seul des êtres créés à qui ce pouvoir ait été donné de sentir qu'il sent, de connaître qu'il connaît, et de penser qu'il pense (1). »

Les philosophes qui ont voulu aborder le monde matériel, par la voie spéculative ou de la raison pure, sans le secours de l'expérience, tels que Platon, Descartes, Malebranche, Leibnitz et autres, n'ont abouti qu'à créer un monde fantastique, imaginaire, sur le modèle de leurs idées supra-sensibles. Tantôt ils ont refusé à la matière toute espèce de force ou d'activité ; tantôt ils l'ont dépouillée de l'existence même ; ils ont poussé l'aveuglement jusqu'à nier la réalité des corps ; en un mot, ils n'ont rien trouvé de raisonnable concernant les choses qui tombent sous les sens. En revanche, ils ont été sublimes, admirables, en parlant des choses supra-sensibles ; ils ont développé avec une logique supérieure les idées les plus saines touchant la religion et la morale.

Dogmatisme éclectique. — Nous voyons par ce qui précède que certains philosophes se sont égarés, pour avoir voulu s'élever des idées sensibles aux notions pures de l'entendement ; et d'autres, pour avoir voulu déduire les lois et les propriétés de la matière des perceptions pures de l'intelligence. Rationalistes et sensitistes ont tous commis la même faute ; tous ont interrogé une faculté de l'âme sur des objets avec lesquels cette faculté n'est point en rapport. Est-il étonnant, d'après cela, qu'ils soient tombés les uns et les autres dans des erreurs palpables, dans des erreurs qui choquent le sens commun ?

Ne pourrait-on pas se représenter la sensation et la réflexion comme deux fenêtres, dont l'une s'ouvre sur le monde matériel ou sensible, et l'autre sur le monde immatériel ou supra-sensible. Tant que notre esprit s'obstine à ne regarder que par une seule de ces ouvertures, il n'aperçoit nécessairement qu'un seul monde ; il n'acquiert qu'un seul ordre d'idées ; et il est porté naturellement à révoquer en doute la réalité de l'autre monde, à nier l'existence de l'autre ordre d'idées. La sagesse consiste donc, lorsqu'on veut faire des découvertes dans une science, à examiner sans préven-

____

(1) Flourens, ouvrage déjà cité, pages 49 et 50.

tion quel ordre d'idées cette science développe, afin de faire choix
de la méthode qui y est le mieux appropriée.

Par un privilége unique, les mathématiques tiennent aux deux
grands ordres d'idées qui partagent le royaume intellectuel de
l'homme. Elles réalisent, en quelque sorte, l'union de l'esprit et
de la matière ; c'est pourquoi on peut les aborder indifféremment
par la voie spéculative et par l'observation sensible. Le mathéma-
ticien peut, à son gré, matérialiser ses conceptions abstraites, à
l'aide de signes, ou idéaliser ses résultats sensibles et généraliser
ses observations particulières au moyen de formules. Voilà pourquoi les propositions mathématiques ont un caractère de certitude
qu'on ne retrouve dans aucune autre science ; voilà pourquoi elles
s'imposent à notre conviction irrésistiblement. S'emparant de
notre intelligence par la voie de la spéculation et de l'expérience,
elles ne laissent aucune porte ouverte au doute, à l'incertitude.

§ **VI.** — **Classement de la médecine dans un système général des connaissances humaines.**

D'après ce qui précède, rien n'est plus facile que de déterminer
à quel ordre d'idées appartient la science médicale, et quelle méthode est le mieux appropriée à son avancement. Personne, je
présume, ne sera tenté de la mettre au nombre des sciences purement rationnelles, à côté de la métaphysique ; mais tout le monde
s'accordera à la ranger parmi les sciences qui traitent d'objets
sensibles, à côté de la physique, de la chimie, etc. Or la méthode
qui réussit le mieux dans cet ordre de connaissances, celle que
les grands observateurs de tous les temps ont suivie, c'est, de
l'aveu de tout le monde et d'après tous les témoignages de l'histoire, la méthode appelée indifféremment expérimentale ou empirique par les philosophes modernes ; méthode qui consiste, ainsi
que nous l'avons déjà dit, à abstraire par la pensée ce qu'il y a
de commun dans les faits particuliers fournis par l'observation,
pour en former d'abord des généralités peu étendues ; et s'élever
ensuite, par gradation, à d'autres généralités de plus en plus
vastes, de plus en plus abstraites.

Quant à la méthode contraire, c'est-à-dire celle qui procède du général au particulier, de l'axiome aux conséquences, elle peut trouver son application dans l'enseignement de la médecine, et toutes les fois qu'il s'agit non de découvertes à faire, mais de l'exposition pure et simple de connaissances acquises.

DE L'HYPOTHÈSE. — Nous avons admis l'hypothèse, en physiologie et en pathologie, comme moyen de rattacher entre eux et de coordonner des phénomènes qui, sans ce lien artificiel, resteraient isolés les uns des autres, n'auraient aucun rapport perceptible aux sens ni à la raison, et par suite échapperaient trop facilement à la mémoire. Mais nous avons ajouté, et nous ne saurions trop le répéter, que l'hypothèse physio-pathologique ne doit jamais servir de base au traitement. Elle peut, tout au plus, être tolérée comme motif provisoire d'essai thérapeutique, avant que l'expérience ait parlé; encore même n'est-elle pas sans danger, quoique bornée à cet usage transitoire; et il vaut mieux expérimenter sans aucune idée préconçue. Ainsi comprise, l'hypothèse rentre dans l'analogisme des anciens empiristes; mais, à aucun titre, elle ne doit se rencontrer dans une partie quelconque de la thérapeutique constituée à l'état de science.

On m'a reproché de rabaisser la pratique médicale en la réduisant à un pur empirisme : les honorables confrères qui m'ont fait cette objection se trompent eux-mêmes, en ce qu'ils attachent au mot *empirisme* un sens trivial et abusif, qui n'est point celui de la langue philosophique. Devais-je, par respect pour un préjugé vulgaire, m'abstenir d'une expression exacte et consacrée, et la remplacer par quelqu'une de ces épithètes banales dont tant d'écrivains en médecine habillent leurs théories? — Je ne l'ai pas cru : je pense avoir fait assez de concessions à ce préjugé, en ajoutant au mot empirisme l'épithète *méthodique*, pour le différencier de l'empirisme ignorant et aveugle avec lequel des lecteurs inattentifs auraient pu le confondre.

§ VII. — De la certitude en médecine.

Les philosophes distinguent deux espèces de certitude : la certitude métaphysique et la certitude empirique ou expérimentale. La première n'admet pas même la possibilité d'une exception ; ainsi les propositions suivantes ont une certitude métaphysique : *deux quantités égales à une troisième sont égales entre elles ; la ligne droite est le plus court chemin d'un point à un autre ; rien n'arrive sans une cause.* La certitude empirique a lieu toutes les fois que les termes d'une proposition expriment une idée à laquelle il n'existe pas d'exception connue. Ainsi, *tous les corps sont pesants ; la terre tourne incessamment autour du soleil*, sont des propositions qui offrent une certitude empirique.

On voit, par ces exemples, que le mot certitude, pris dans son acception rigoureuse, philosophique, n'admet point de degrés. Une chose est certaine ou elle ne l'est pas, voilà tout ; mais on ne peut pas dire qu'elle soit plus ou moins certaine, peu certaine ou très-certaine. Au contraire, dans le langage usuel, le mot certitude, étant synonyme de probabilité, admet une foule de degrés, de nuances. C'est dans ce dernier sens qu'on s'enquiert du degré de certitude en médecine ; c'est dans cette acception que nous l'entendons ici.

Cabanis, qui sentait combien il est nécessaire, pour le succès de la pratique médicale, que le médecin et le malade aient une foi raisonnée dans l'efficacité de l'art, afin que le premier embrasse l'étude et l'exercice de sa profession avec ce zèle consciencieux qui peut seul lui en faire surmonter les difficultés, et que le second exécute les prescriptions de la science avec cette soumission confiante et cette exactitude qui en assurent le plus souvent la réusite ; Cabanis, dis-je, a consacré un long mémoire à discuter la question de la *certitude en médecine ;* et Broussais, marchant sur ses traces, a traité le même sujet, à peu près de la même manière. Le plan adopté par ces auteurs nous mènerait trop loin ; je suis obligé de me restreindre dans des limites beaucoup plus étroites ; mais j'espère arriver aussi sûrement au même but par une voie bien plus courte, en n'envisageant que le côté pratique de la question.

En quoi importe-t-il au médecin et au malade de connaître le degré de certitude de la médecine ? N'est-ce pas afin de s'assurer s'il ne vaudrait pas mieux abandonner les maladies aux seules ressources de la nature que de les traiter conformément aux règles de l'art? — Tout le monde conviendra que c'est là l'unique côté utile de cette discussion, et les écrivains qui l'ont agitée ne l'ont pas envisagée sous d'autres rapports, soit qu'ils aient conclu en faveur de la science, soit qu'ils aient conclu à son désavantage.

Réduite à ces termes, la question de la certitude de la médecine me semble facile à résoudre : en effet, si je consulte l'histoire, je trouve qu'aucun peuple, civilisé ou sauvage, ne s'est jamais passé d'une médecine quelconque, savante ou grossière, naturelle ou superstitieuse. Si j'interroge le sens commun et le sentiment intime, je vois qu'il est impossible à l'homme qui souffre de se tenir dans une quiétude absolue, sans demander quelque soulagement à l'expérience de ses semblables, ainsi que le conseillent certains philosophes très-stoïques en paroles. Les sceptiques les plus obstinés, les détracteurs les plus violents de l'art de guérir, s'ils se luxent un bras, s'ils se cassent une jambe, n'hésiteront pas à réclamer l'assistance du chirurgien ou même du rebouteur. Quel est l'homme qui, voyant un enfant atteint de convulsions ou un vieillard tombé en paralysie, n'appelle pas le médecin? Est-ce que Montaigne et J. J. Rousseau, ces deux amants du paradoxe, qui furent tous les deux affectés de la gravelle, se privaient des secours de la chirurgie lorsqu'ils ne pouvaient pas uriner?

1re *Objection.* Mais, répliquent les esprits forts et incrédules à l'endroit de la médecine, s'il y a des cas où l'intervention des hommes de l'art est indispensable et vraiment efficace, dans combien d'autres cas cette intervention n'est-elle pas plus nuisible qu'utile? Comment établir la balance définitive du bien et du mal qui en résultent?

Réponse. Puisque vous êtes forcés d'admettre que l'intervention de l'art est quelquefois utile et nécessaire, qui est-ce qui jugera pertinemment de l'opportunité et de la non-opportunité de cette intervention? Est-ce l'homme qui est le mieux au courant des ressources de l'art, ou celui qui les ignore complétement? Appellerez-vous un maçon pour décider si une luxation est réductible, si une fracture du crâne nécessite l'emploi du trépan?

Demanderez-vous à un ingénieur s'il convient de saigner un malade atteint de suffocation imminente, ou s'il vaut mieux le faire vomir, ou s'il faut se contenter d'un pédiluve irritant? Vous le voyez, la question d'opportunité ou d'inopportunité des secours de la médecine ne peut être convenablement résolue que par celui qui possède la science médicale.

2ᵉ *Objection*. On insiste et l'on dit que, si, à la rigueur, l'homme de l'art est plus apte que personne à juger les cas où la science doit intervenir, il a souvent un intérêt opposé à celui du malade, et l'on peut craindre au moins que, dans cette conjoncture, son zèle ne soit un peu attiédi.

Réponse. On ne peut nier que, dans l'état actuel de la société, l'intérêt du médecin ne soit souvent en opposition avec celui du malade, surtout quand celui-ci est un client riche. Mais ce n'est plus ici une question de science; c'est une question d'organisation sociale et de probité; c'est au législateur à chercher le moyen de mettre d'accord ces deux intérêts actuellement opposés; à faire en sorte qu'ils concourent tous les deux au même but, la prompte guérison du malade. En attendant, le parti le plus sage, pour les particuliers, consiste à faire choix d'un médecin honnête autant qu'habile; à s'enquérir de la moralité de l'homme à qui ils confient le soin de leur santé et de leur vie, avec autant de sollicitude qu'ils s'enquièrent de la moralité du notaire ou de l'avocat à qui ils commettent la garde de leur fortune. Ils ne doivent pas balancer, dans l'occasion, à préférer un praticien de science médiocre et de haute probité à un praticien de haute renommée scientifique et de moralité suspecte : car, s'il se présente un cas difficile ou douteux, le premier n'hésitera pas à s'adjoindre un confrère plus habile que lui, et le client aura ainsi à son service la probité dirigée par la science. Heureux le malade qui rencontre ces deux qualités unies chez le même sujet; il n'a rien de mieux à faire alors qu'à s'abandonner avec confiance aux conseils d'un tel directeur; il a mis sa vie et sa santé dans les chances les plus favorables, autant que le permet la sagesse bornée de l'homme!

Post-scriptum du mois de février 1857.

Vous vous rappelez, très-honoré confrère, le débat qui s'est élevé, il y a tout juste deux ans, au sein de l'Académie impériale de médecine, entre les organiciens et les vitalistes (1) ; vous avez admiré, comme moi, la fécondité, l'éloquence des orateurs. Eh bien, je vous le demande : Qu'est-il sorti de ce tournoi oratoire ? quelle lumière a-t-il jeté sur la question de l'organo-dynamisme, ou du monodynamisme, ou du bidynamisme humain ? — Aucune, aucune : vous l'avez constaté vous-même, et vous l'avez déploré.

Vous avez fait plus encore ; vous avez essayé, à l'envi de vos confrères en journalisme, de suppléer à l'insuffisance, j'ai presque dit à l'inanité des harangues académiques. Qu'est-il advenu de ce concours d'intelligences ? A-t-il fait faire un pas à la solution du grand problème ? Parmi ceux qui ont pris part à ce débat dans l'Académie ou dans la presse, y en a-t-il un seul qui puisse se vanter d'avoir gagné ses auditeurs ou ses lecteurs à son opinion ? Vous-même, à bout d'arguments, et voulant mettre fin à une discussion inépuisable, vous avez arboré en tacticien habile le drapeau du vitalisme *tolérant*, ce qui signifie vitalisme *indifférent*, ou ne signifie rien.

Vous avez eu raison, cher confrère, plus raison que vous ne croyez peut-être, ou du moins que vous n'avez osé le dire. Moi, qui ne suis pas tenu par position aux mêmes ménagements que vous, j'ai osé dire, et je soutiens, que l'indifférence sur le dogme suprême de la physiologie est très-sage au point de vue de la pratique médicale ; attendu que ce dogme ne peut et ne doit avoir aucune influence sur cette pratique.

Aux preuves nombreuses et irréfragables que j'en ai données dans le cours de ces lettres, je ne veux ajouter qu'un petit exemple, dans le but, non de corroborer mes preuves, mais de les faire mieux saisir. — Supposons qu'il vous soit survenu sur le nez une excroissance quelconque et que vous vous décidiez pour l'excision,

(1) *Bulletin de l'Académie impériale de médecine.* Paris, 1855, tome **XX**.

ou la cautérisation, ou l'expectation, ou un autre moyen, quel qu'il soit, interne ou externe. Sera-ce en vertu de la théorie organo-dynamique, ou monodynamique ou bidynamique que vous agirez? — Non, évidemment non : ce sera en vertu de la connaissance que vous aurez de la conduite qui a le mieux réussi dans un cas analogue au vôtre; et cette connaissance, vous l'aurez acquise par votre observation propre ou celle des autres.

Qu'un homme atteint d'une fièvre intermittente aille consulter un médecin, celui-ci n'hésitera pas à lui conseiller l'usage du sulfate de quinine, qu'il soit partisan de l'organo, ou du mono ou du bidynamisme, ce qui prouve que ces dogmes physiologiques sont indifférents au traitement des maladies.

Je dirais volontiers aux physiologistes et aux pathologistes : Observez les mouvements, étudiez les fonctions de l'organisme, tâchez d'en découvrir les lois, sans vous inquiéter si la force qui les produit est inhérente à la matière organisée, ou distincte d'elle ; de même que les astronomes observent les mouvements des astres, en étudient les lois, sans discuter sur la nature de la force qui les régit, sans rechercher si cette force est liée nécessairement aux masses qu'elle meut, ou si elle en est séparée.

FIN.

TABLE ANALYTIQUE

Les critiques les plus amères qui aient été lancées contre la médecine sont sorties de la plume des médecins.—École de Paris.— École de Montpellier. — École italienne. — Parallèle des doctrines anglaise, française, italienne.—École allemande. — Conclusion : il ne faut pas s'étonner qu'il y ait tant de sceptiques en médecine, quand on voit les pères de la science se déchaîner ainsi contre elle.

Importance de cette question. — But final de la médecine : tout, dans cette science, se rapporte ou doit se rapporter à la thérapeutique.— Le criterium suprême et infaillible de l'art de guérir, c'est l'épreuve thérapeutique. *Axiome universel :* toute médication qui a guéri une maladie doit guérir également les maladies analogues à la première. —L'application rationnelle de cet axiome repose sur trois conditions indispensables : l'homogénéité des maladies, l'identité des moyens curatifs, la connaissance du traitement le mieux approprié à chaque espèce morbide. — Conclusion : la médecine a été de tout temps en possession d'un principe et d'une méthode sûrs de développement.

Elles sont renfermées dans cet aphorisme : L'art est long, la vie courte, l'expérience trompeuse, le jugement difficile. — Conséquence de cette révolution scientifique : naissance des systèmes physio-pathologiques. — Conclusion : de là, les sectes diverses de médecins.

État actuel de la science relativement à cette question : la plupart des auteurs modernes disent oui, d'autres oui et non ; quelques-uns disent non. Tous affirment ; aucun ne prouve. — Axiomes philosophiques devant servir à la solution de ce problème. — Réponse à la question posée en tête de cette lettre : non, la physiologie pathologique ne peut être, dans aucun cas, le fondement direct et immédiat de la thérapeutique. — Exemples et preuves à l'appui de cette réponse. — Conclusion : ainsi se trouve confirmé cet aphorisme de notre seconde lettre : l'épreuve clinique est le criterium suprême de la vérité en médecine.

Origine du nouvel éclectisme en médecine, qu'il ne faut pas confondre avec l'éclectisme en philosophie. — De l'éclectisme en pathologie. — De l'éclectisme en thérapeutique. — Conclusion : l'éclectisme en médecine est une doctrine essentiellement vague, mobile, et qui manque de base.

Les progrès de cette doctrine nous imposent l'obligation de la prendre au sérieux. — La philosophie de Hahnemann est le sensitisme le plus absolu ; sa physiologie et sa pathologie nous ramènent à l'empirisme le plus grossier, le plus étroit. — Son principe universel de thérapeutique, la loi des semblables, est fondée sur les analogies les plus éloignées et les plus fausses. Cet auteur promet sans cesse des observations cliniques, et n'en fournit aucune d'authentique. L'école spécificienne, ayant soumis les théorèmes de Hahnemann à l'épreuve de l'expérience, les a trouvés tous faux ou hasardés. — Conclusion : la doctrine homœopathique offre le plus bizarre assemblage d'assertions dénuées de preuves, d'audacieux paradoxes, de contradictions flagrantes ; en un mot, c'est comme un défi porté à la crédulité humaine.

État actuel de cette partie de la science. — Nouvelle classification des méthodes thérapeutiques. La méthode synthétique, la plus parfaite de toutes, est aveuglément traitée d'irrationnelle. Méthode analytique. Parallèle de ces deux méthodes. Méthode expectante, nommée improprement naturelle. Méthodes secondaires. — Application de notre théorie des méthodes curatives à divers exemples. — Classification et dénomination des médicaments. — Conclusion : l'empiri-méthodisme est le seul de tous les systèmes de médecine qui réunisse sous un seul principe et embrasse dans un même plan toute la thérapeutique interne et externe.

Convenance de cette recherche. Division du sujet de cette lettre en deux parties.

Période antique. — Période moyenne. — Période moderne : renaissance de la philosophie. Sensitisme de Bacon, Locke, Condillac et autres. Rationalisme de Descartes, Leibnitz, Kant, Fitche et Schelling. Le sens commun et le sentiment considérés comme moyens de connaissance. L'école écossaise. L'éclectisme philosophique de nos jours.

L'instinct, principe du sentiment et du sens commun, n'est pas une faculté philosophique, c'est-à-dire perfectible. La sensation, principe de l'expérience, est la source de toutes les sciences physiques, de tous les arts et métiers. La réflexion ou la conscience, principe de la raison pure, est la caractéristique de l'espèce humaine, la source de toutes les connaissances supra-sensibles ou *à priori*. Mon dogmatisme éclectique. Pourquoi les théorèmes mathématiques s'imposent à notre conviction avec une force irrésistible. — Classement de la médecine dans un système complet des connaissances humaines. Emploi de l'hypothèse en médecine. De la certitude en médecine.

J.-B. BAILLIÈRE,

LIBRAIRE DE L'ACADÉMIE IMPÉRIALE DE MÉDECINE,

rue Hautefeuille, 19.

A LONDRES, CHEZ H. BAILLIÈRE, 219, REGENT STREET.
A NEW-YORK, CHEZ H. BAILLIÈRE, LIBRAIRE, 290, BROADWAY.
A MADRID, CHEZ CH. BAILLY-BAILLIÈRE, LIBRAIRE, CALLE DEL PRINCIPE, Nᵉ 11.

---------------- **Juin 1856.** ----------------

OEUVRES

ANATOMIQUES, PHYSIOLOGIQUES ET MÉDICALES

DE GALIEN,

TRADUITES SUR LES TEXTES IMPRIMÉS ET MANUSCRITS,
ACCOMPAGNÉES DE SOMMAIRES, DE NOTES, DE PLANCHES ET D'UNE TABLE DES MATIÈRES,
PRÉCÉDÉES D'UNE INTRODUCTION
OU ÉTUDE BIOGRAPHIQUE, LITTÉRAIRE ET SCIENTIFIQUE SUR GALIEN,

PAR

LE Dʳ CH. DAREMBERG,

Bibliothécaire de la bibliothèque Mazarine,
Bibliothécaire honoraire de l'Académie de médecine, etc.

Tomes I et II, grand in-8 de 700 pages. Prix du volume : 10 fr.

Les tomes III et IV qui compléteront cette importante publication
seront publiés incessamment.

PROSPECTUS.

Notre époque, éminemment historique et critique, a repris avec une ardeur soutenue l'étude de l'antiquité et du moyen âge ; elle recherche curieusement, en l'absence de systèmes nouveaux, les traces des systèmes oubliés, ou bien les systèmes que l'on vante comme nouveaux, elle en retrouve les origines dans la série des temps historiques.

Il semble donc que le moment soit venu de rendre à la médecine le même service que tant d'écrivains distingués ont rendu aux autres sciences, à la littérature et à l'histoire.

Déjà M. Littré a fait revivre Hippocrate ; le prenant pour guide, M. Daremberg fait revivre Galien, le plus illustre médecin de l'antiquité après Hippocrate.

Galien était un grand anatomiste ; il suffit, pour s'en convaincre, de suivre ses descriptions sur la nature dans le livre *de l'Utilité des parties ;* — c'était un habile physiologiste, ses ingénieuses expériences sur les systèmes nerveux et sanguin en sont un irrécusable témoignage ; — c'était un pathologiste éminent, son beau *Traité des lieux affectés* ne laisse aucun doute à cet égard ; — c'était un philosophe distingué, on le voit par son traité des *Dogmes d'Hippocrate et de Platon ;* c'était enfin un esprit puissant, je n'en veux pour preuve que son système si bien lié dans toutes ses parties.

Le traité de l'*Utilité des parties du corps,* dont on ne paraît pas avoir compris le vrai caractère, se résume dans cette sentence d'Aristote : *Que la nature ne fait rien en vain.* Aussi Galien, loin d'y traiter les questions de physiologie proprement dite, ne s'y occupe qu'à découvrir et à démontrer que les parties ne pouvaient pas être mieux disposées qu'elles ne le sont, et qu'elles sont parfaitement adaptées aux fonctions qu'elles ont à remplir. — Une conception hardie, et, jusqu'à un certain point, nouvelle, de la parfaite harmonie entre les diverses parties du corps, est une des qualités qui distinguent cet ouvrage.

Dans le *Traité des lieux affectés,* Galien a devancé l'école moderne, en démontrant par la théorie et par les faits combien il importe d'abord à la connaissance des maladies, puis à la thérapeutique, de savoir exactement le siége du mal, en d'autres termes, d'arriver au diagnostic local. Cet admirable ouvrage, l'un des plus beaux titres de gloire de Galien, n'a jamais été traduit en français ; il figure tout entier dans le second volume.

Les traités *Des facultés naturelles, Du mouvement des muscles, De la semence, Des éléments ;* des ouvrages *Sur le pouls, sur la respiration,* les *Commentaires sur les opinions d'Hippocrate et de Platon,* nous présentent une idée à peu près complète de la physiologie théorique et expérimentale de Galien.

Le traité *De la thérapeutique à Glaucon ;* des extraits de la *Méthode thérapeutique,* des *Commentaires* sur les livres chirurgicaux d'Hippocrate, du traité *De l'art de conserver la santé,* achèveront l'esquisse de Galien comme pathologiste ; enfin, plusieurs opuscules nous montreront Galien comme philosophe et comme moraliste, et donneront aussi une idée de la manière dont il concevait et exposait les généralités sur la médecine.

Cette importante publication comprend : 1° Études biographiques, littéraires et scientifiques sur Galien ; 2° Traité de l'utilité des parties ; 3° Livres inédits des administrations anatomiques ; 4° des lieux affectés ; 5° Thérapeutique à Glaucon ; 6° des Facultés naturelles ; 7° du mouvement des muscles ; 8° Méthode de thérapeutique ; 9° Exhortations à l'étude des arts ; 10° des Sectes ; 11° le bon Médecin est philosophe ; 12° des Habitudes ; 13° des Fragments de divers traités non traduits en entier.

OEUVRES
D'ORIBASE,

TEXTE GREC, EN GRANDE PARTIE INÉDIT,

COLLATIONNÉ SUR LES MANUSCRITS

TRADUIT POUR LA PREMIÈRE FOIS EN FRANÇAIS,

AVEC UNE INTRODUCTION, DES NOTES, DES TABLES ET DES PLANCHES,

PAR LES DOCTEURS

BUSSEMAKER ET DAREMBERG.

Paris, 1851 — 1856, 5 vol. in-8, grand papier.

Le tome Ier de 752 pages et le tome IIe de 920 pages sont en vente.

Prix du volume : 12 francs.

Imprimé à l'Imprimerie impériale.

PUBLIÉ SOUS LES AUSPICES DU MINISTRE DE L'INSTRUCTION PUBLIQUE

*Conformément au plan approuvé par l'Académie des inscriptions
et belles-lettres et par l'Académie de médecine.*

Les amis des lettres et de la médecine ancienne applaudiront à la publication des OEuvres complètes d'Oribase ; c'est pour la première fois qu'elles ont été réunies avec de notables augmentations. — Une partie seulement de la *Collection médicale*, véritable *encyclopédie* de la médecine ancienne, avait été publiée en grec. La *Synopsis* en neuf livres, et le traité *Ad Eunapium* en quatre livres, n'ont jamais été publiés qu'en latin.

Pour entreprendre un travail de cette importance, il fallait les longues études, les laborieuses recherches et le dévouement de MM. Daremberg et Bussemaker ; il fallait, de plus, les heureuses circonstances où s'est trouvé M. Daremberg, qui a été chargé par le Ministre de l'instruction publique, de quatre missions littéraires dans les principales bibliothèques d'Allemagne, de Belgique, d'Angleterre et d'Italie.

Nouvelles publications de J.-B. Baillière.

L'École de Salerne, ou l'Art de vivre longtemps. Aphorismes en vers latins et français. Traduction nouvelle et Commentaires par le docteur CH. DAREMBERG. Suivi *De la Sobriété et de ses avantages*, par L. CORNARO, édition nouvelle accompagnée de notes. 1856, in-12.

Notices et extraits des manuscrits médicaux grecs, latins et français, des principales bibliothèques d'Europe. Première partie, BIBLIOTHÈQUES D'ANGLETERRE, par M. le docteur CH. DAREMBERG. Paris, 1853, in-8.   7 fr.

Glosulæ quatuor magistrorum super chirurgiam Rogerii et Rolandi; de secretis mulierum, de chirurgia, de modo medendi libri septem, poema medicum, publiés pour la première fois d'après un manuscrit de la Bibliothèque Mazarine, et accompagnées d'une introduction par le docteur CH. DAREMBERG. Paris et Naples, 1855, in-8, de 64-228-178 pages.   8 fr.

Storia della medicina in Italia, del dott. Salvator Renzi, medico napolitano. *Napoli*, 1845 à 1848, 5 forts vol. in-8. 40 fr.

Collectio salernitana, ossia documenti inediti, e trattati di medicina apparte- nenti alla scuola salertina, Raccolti ed illustrati da G.-E.-T. Heuschel, C. Darem- berg, E.-S. de Renzi; premessa la storia della scuola, e publicati a cura di SAL- VATORE DE RENZI, medico napolitano. Napoli, 1852-1854, 3 vol. 24 fr.

A.-C. Celsi de medicina libri octo; quibus accedunt : versio italica ; de Celsi vita et opere ; variorum dissertationes; pharmacopæa et armamentarium; adnota- tiones criticæ et historicæ; indices et lexicon celsianum; curante S. de Renzi. Neapoli, 2 vol. grand in-8 avec figures. 30 fr.

Exposition des principes thérapeutiques de Galien, par le docteur RAVEL. Paris, 1849, in-4. 2 fr. 50 c.

Études sur le traité de médecine d'Abocidjafar Ah'mad, intitulé *Zad-al- Mokafir,* « La Provision du voyageur, » par G. DUGAT, membre de la Société asiatique. Paris, 1853, in-8 de 64 pages. 2 fr. 50 c.

Œuvres complètes d'Hippocrate, traduction nouvelle, *avec le texte grec en regard,* collationné sur les manuscrits et toutes les éditions, accompagnée d'une introduction, de commentaires médicaux, de variantes et de notes philologiques ; suivie d'une table générale des matières, par E. LITTRÉ, membre de l'Institut de France. Paris, 1839-1857. — Cet ouvrage formera 9 forts vol. in-8, de 700 pages chacun. Prix de chaque vol. 10 fr.

Il est tiré quelques exemplaires sur jésus vélin. Prix de chaque volume. 20 fr.

Les huit volumes publiés contiennent :

Tome I. Préface (16 pages). — Introduction historique (554 pages). — De l'ancienne médecine (85 pages).

Tome II. Avertissement (56 pages). — Traité des airs, des eaux et des lieux (95 pages). — Le pro- nostic (100 pages). — Du régime dans les maladies aiguës (557 pages). — Des épidémies, livre I (190 pages).

Tome III. Avertissement (46 pages). — Des épidémies, livre III (149 pages). — Des plaies de tête (211 pages). — De l'officine du médecin (76 pages). — Des fractures (224 pages).

Tome IV. Des articulations (527 pages). — Le mochlique (68 pages). — Aphorismes (150 pages). Le serment (20 pages). — La loi (20 pages).

Tome V. Des épidémies, livre II, IV, V, VI, VII (469 pages). — Des humeurs (55 pages). — Les prorrhétiques, livre I (71 pages). — Prénotions coaques (161 pages).

Tome VI. De l'art (28 pages). — De la nature de l'homme (51 pages). — Du régime salutaire (27 pages). — Des vents (29 pages). — De l'usage des liquides (22 pages). — Des maladies (68 pages) — Des affections (67 pages). — Des lieux dans l'homme (40 pages).

Tome VII. Des maladies, livres II, III (162 pages). — Des affections internes (140 pages). — De la nature de la femme (50 pages). — Du fœtus à 7, 8 et 9 mois, de la génération, de la nature de l'enfant (80 pages). — Des maladies, livre IV (70 pages), etc.

Tome VIII. Maladies des femmes, des jeunes filles, de la superfétation, de l'anatomie, de la denti- tion, des glandes, des chairs, des semaines, etc.

Tome IX. *Sous presse.*

Histoire de la médecine depuis son origine jusqu'au XIXe siècle, par le doc- teur P.-V. RENOUARD, membre de plusieurs sociétés savantes. Paris, 1846, 2 vol. in-8. 12 fr.

Lettres philosophiques sur l'histoire de la médecine, par le docteur P.-V. RE- NOUARD. Paris, 1850, in-8. 2 fr.

Histoire de la médecine depuis son origine jusqu'au XIXe siècle, avec l'histoire des principales opérations chirurgicales et une table générale des matières, tra- duit de l'allemand de Kurt SPRENGEL, par A.-J.-L. JOURDAN, docteur-médecin. Paris, 1815-1820, 9 vol. in-8 br. 45 fr.

Histoire des membres de l'Académie impériale de médecine, ou Recueil des éloges lus dans les séances publiques, par E. PARISET, secrétaire per- pétuel de l'Académie impériale de médecine, etc., *édition complète,* publiée sous les auspices de l'Académie, précédée de l'éloge de Pariset, par F. DUBOIS (d'Amiens), secrétaire perpétuel de l'Académie impériale de médecine. Paris, 1850, 2 beaux vol. in-12. 17 fr.

Histoire de la médecine grecque depuis Esculape jusqu'à Hippo- crate exclusivement, par le docteur M. S. HOUDART. Paris, 1856, in-8 de 320 pages. 6 fr.

Paris. — Imprimerie de L. MARTINET, rue Mignon, 2.

Librairie de J.-B. BAILLIÈRE,
19, rue Hautefeuille, à Paris.

A LONDRES, CHEZ H. BAILLIÈRE, 219, REGENT-STREET
A New-York, chez H. BAILLIÈRE, 290, Broadway.
A Madrid, chez C. BAILLY-BAILLIÈRE, calle del Principe, 11.
Chez les principaux libraires de France et de l'étranger.

JUILLET 1856.

DICTIONNAIRE

D'HYGIÈNE PUBLIQUE

ET DE SALUBRITÉ,

ou

RÉPERTOIRE DE TOUTES LES QUESTIONS

RELATIVES A LA SANTÉ PUBLIQUE,

CONSIDÉRÉES

DANS LEURS RAPPORTS AVEC LES SUBSISTANCES, LES ÉPIDÉMIES, LES PROFESSIONS,
LES ÉTABLISSEMENTS ET INSTITUTIONS D'HYGIÈNE ET DE SALUBRITÉ,

COMPLÉTÉ PAR LE TEXTE

DES LOIS, DÉCRETS, ARRÊTÉS, ORDONNANCES ET INSTRUCTIONS
QUI S'Y RATTACHENT,

PAR

Le docteur Amb. TARDIEU,

Médecin de l'hôpital Lariboisière, Agrégé de la Faculté de Médecine de Paris,
Membre du Comité consultatif d'hygiène publique, etc.

Ouvrage complet 3 forts vol. grand in-8 de 600 pages chacun. 24 fr.

PROSPECTUS.

Les conditions matérielles de la vie exercent sur les dispositions morales de l'homme une influence si évidente, si directe, que les efforts d'une société bien constituée doivent tendre constamment à améliorer l'état physique du plus grand nombre de ses membres. Aussi toutes les questions qui ont pour objet la santé publique méritent-elles de prendre rang parmi les intérêts les plus élevés et les plus sérieux dont puissent se préoccuper les esprits dévoués à l'affermissement et au progrès régulier de l'ordre social. L'hygiène et la salubrité publiques doivent précéder, en quelque sorte, et dominer tous les systèmes d'assistance, de même que, dans la vie privée, on doit faire passer le régime qui peut prévenir avant les soins qui peuvent guérir la maladie.

Ces idées ne sont que l'expression d'une tendance générale qui s'est manifestée durant ces derniers temps, non-seulement dans l'opinion, mais encore dans les actes du gouvernement. L'organisation des CONSEILS D'HYGIÈNE dans chaque arrondissement de la France, et l'utile correspondance qui existe entre eux et le COMITÉ SUPÉRIEUR D'HYGIÈNE ET DE SALUBRITÉ PUBLIQUE, placé près du Ministre auquel sont dévolues les affaires sanitaires, ont déjà produit et doivent réaliser encore une notable amélioration dans les conditions de salubrité des différentes parties de la France. Cependant, dans ces questions complexes qui touchent à la fois à la science et à l'administration, et qui, par leur objet même, sont souvent tout à fait neuves, il n'est que trop fréquent de rencontrer des difficultés et des obstacles imprévus.

En publiant ce *Dictionnaire d'hygiène publique et de salubrité*, M. le docteur Tardieu s'est proposé de réunir et de coordonner les nombreux matériaux qui peuvent servir de fondement à la science de l'hygiène publique. Il a pensé qu'il pouvait être opportun d'offrir aux Médecins, aux Membres des Conseils répandus dans toute la France, aux Administrateurs et aux divers agents à qui sont confiés les intérêts de la santé des populations, un résumé aussi complet que possible de toutes les questions qui se rapportent à cet objet de leurs études et de leur haute mission. L'auteur, appelé, par la confiance du Ministre, à siéger près des hommes éminents à tant de titres, qui composent le Comité consultatif d'hygiène publique, a cherché à se rendre digne de cette haute distinction, et il n'a pas tardé à reconnaître que la nécessité de compulser une foule de recueils scientifiques et administratifs n'était pas la moindre des difficultés qui attendaient les hommes voués à l'étude des questions sanitaires.

La forme de Dictionnaire que M. Tardieu a adoptée nous a paru la plus commode et la plus simple pour l'exposé de toutes les questions relatives à la salubrité et la réunion de tous les documents et actes officiels qui se rattachent à l'hygiène publique et à l'administration sanitaire. Pour cela l'auteur a puisé à des sources nombreuses ; elles sont indiquées dans les *Notices bibliographiques* jointes à chaque article. Cependant il cite comme lui ayant fourni les plus précieux matériaux, la collection des *Annales d'hygiène publique et de médecine légale*, celle non moins importante, mais beaucoup moins connue, des Rapports des conseils de salubrité soit de Paris, soit des grandes villes de France, Bordeaux, Lille, Lyon, Marseille, Nantes, Rouen, Troyes, etc., celle des ordonnances de police et des actes et instructions émanés de l'autorité supérieure ou des différentes administrations locales.

Quant aux sujets que l'auteur fait entrer dans cet ouvrage, nous indiquerons seulement les principaux groupes auxquels les différents articles peuvent se rattacher. La *climatologie*, les *subsistances* et *approvisionnements*, la *salubrité* proprement dite, les *établissements classés et réputés dangereux, insalubres* ou *incommodes*, les *professions*, la *technologie* agricole et industrielle dans ses rapports avec l'hygiène, les *épidémies, épizooties* et *maladies contagieuses*, l'*assistance publique*, la *statistique médicale*, la *législation sanitaire*, les instructions et actes administratifs, etc. : tels sont, dans leur généralité, les points principaux qui ont fait l'objet des recherches de l'auteur et que l'on trouvera développés dans ce dictionnaire.

Le *Dictionnaire d'hygiène publique et de salubrité* a reçu de l'administration la récompense et l'encouragement dont l'auteur pouvait être le plus flatté. Nous nous bornons à publier la lettre du Ministre adressée à M. le docteur A. Tardieu.

MINISTÈRE DE L'INTÉRIEUR, DE L'AGRICULTURE ET DU COMMERCE.

Paris, le 3 août 1852.

MONSIEUR,

Vous avez bien voulu faire remettre à la Division du commerce intérieur un exemplaire du 1ᵉʳ volume déjà paru de votre *Dictionnaire d'hygiène publique et de salubrité.*

Ce livre, écrit avec autant de soin que de talent, pouvant être d'une grande utilité à l'administration et aux membres du Comité consultatif d'hygiène publique, je viens vous prier d'en envoyer VINGT-QUATRE EXEMPLAIRES au bureau de la police sanitaire et industrielle, avec la facture du prix de vente. J'apprendrais avec satisfaction qu'il fût possible à MM. les Préfets de mettre ce même ouvrage à la disposition des Conseils d'hygiène et de salubrité de leurs départements.

Recevez, Monsieur, l'assurance de ma considération distinguée.

Pour le Ministre :

Le Conseiller d'État, Directeur de l'agriculture et du commerce,

HEURTIER.

M. le préfet de police vient de faire adresser le *Dictionnaire d'hygiène publique* aux quinze Commissions d'hygiène et de salubrité du département de la Seine.

Nouvelles publications sur l'hygiène, chez J.-B. Baillière.

ANNALES D'HYGIÈNE PUBLIQUE ET DE MÉDECINE LÉGALE, par MM. Adelon, Andral, Boudin, Brierre de Boismont, Chevallier, Devergie, Esquirol, Gaultier de Claubry, Guérard, Keraudren, Lassaigne, Mélier, Amb. Tardieu, Trébuchet, Villermé.

Les *Annales d'hygiène publique et de médecine légale*, dont la seconde série a commencé avec le cahier de janvier 1854, paraissent régulièrement tous les trois mois par cahiers de 15 à 16 feuilles in-8 (environ 250 pages), avec des planches gravées.

Le prix de l'abonnement par an pour Paris, est de :   18 fr.

Pour les départements : 21 fr. — Pour l'étranger :   24 fr.

La première série, collection complète, 1829 à 1853, dont il ne reste que peu d'exemplaires, 50 vol. in-8, figures, prix : 450 fr. Les dernières années séparement; prix de chaque.   18 fr.

Tables alphabétiques par ordre des matières et par noms d'auteurs des Tomes I à L (1829 à 1853). Paris, 1856, in-8 de 136 pages à 2 col.   3 fr. 50

ANCELON. L'art de conserver la santé, manuel d'hygiène à l'usage des enfants et des gens du monde; terminé par l'indication des accidents qui menacent promptement la vie. *Nancy*, 1853, in-18.   1 fr. 25

ANGLADA (Ch.). Traité de la contagion, pour servir à l'histoire des maladies contagieuses et des épidémies. *Paris*, 1853, 2 vol. in-8.   12 fr.

AUBERT-ROCHE. Essai sur l'acclimatement des Européens dans les pays chauds, avec une carte de la mer Rouge, de l'Abyssinie et de l'Egypte. *Paris*, 1854, in-8 de 207 pages.   3 fr. 50

BAUDET-DULARY. Hygiène populaire, simples moyens de ménager et de fortifier la santé. *Seconde édition*, 1856, in-12.   » 50

BERTRAND. Mémoire sur la topographie médicale du département du Puy-de-Dôme. *Clermont*, 1849, in-8.   3 fr.

BOUCHUT. Traité des signes de la mort, et des moyens de prévenir les enterrements prématurés. *Ouvrage couronné par l'Institut de France. Paris*, 1849, 1 vol. gr. in-18 avec figures.   3 fr. 50

BOUDIN. Traité de géographie et de statistique médicales, comprenant la météorologie, la climatologie, les lois statistique de la population, la distribution géographique des maladies, etc. Paris, 1856, 2 vol. in-8 avec planches et tableaux.

— Études d'hygiène publique sur l'état sanitaire, les maladies et la mortalité des armées de terre et de mer en Angleterre et dans les Colonies, d'après les documents officiels. Paris, 1846, in-8.   3 fr. 50

— Résumé des dispositions légales et réglementaires qui président aux opérations médicales du recrutement, de la réforme et de la retraite dans l'armée de terre. Paris, 1854, in-8   1 fr. 50

— Système des ambulances des armées française et anglaise. Instructions qui règlent cette branche du service administratif et médical, Paris, 1855, in-8 de 68 pages avec 3 planches.   3 fr.

BOUVIER. Etudes historiques et médicales sur les corsets. *Paris*, 1853, in-8.   1 fr. 50

BROUSSAIS. Hygiène morale, ou Application de la physiologie à la morale et à l'éducation. *Paris*, 1837, in-8.   5 fr.

CABANIS (P.-G.). Rapports du physique et du moral de l'homme, et Lettre sur les causes premières, précédé d'une Table analytique par Destutt de Tracy, *huitième* édition augmentée de Notes, et précédée d'une notice historique et philosophique sur la vie, les travaux et les doctrines de Cabanis, par L. Peisse. *Paris*, 1844, in-8 de 780 pages.   7 fr. 50

CARRIÈRE (E.). Le Climat de l'Italie, sous le rapport hygiénique et médical. *Paris*, 1849, in-8.   7 fr. 50

Cet ouvrage est ainsi divisé : Du climat de l'Italie en général, topographie et géologie, les eaux, l'atmosphère, les vents, la température. — *Climatologie méridionale de l'Italie* : Salerne (Capri ée, Massa, Sorrente, Castellamare, Risina, Portici), rive orientale du golfe de Naples, climat de Naples ; rive septentrionale du golfe de Naples (Pouzzole et Baïa, Ischia), golfe de Gaëte.—*Climatologie de la région moyenne de l'Italie :* Marais pontins et maremmes de la Toscane ; climat de Rome, de Sienne, de Pise, de Florence. — *Climat de la région septentrionale de l'Italie :* climat du lac Majeur et de Come, de Milan, de Venise, de Gênes, de Mantoue et de Monaco, de Nice, d'Hyères, etc.

CHOSSAT (C.). Recherches expérimentales sur l'Inanition, ouvrage auquel l'Académie des Sciences de l'Institut a décerné le prix de physiologie expérimentale. *Paris*, 1843, in-4. 7 fr.

COMBES (H.). Les paysans français considérés sous le rapport historique, économique, agricole, médical et administratif. *Paris*, 1853, in-8. 7 fr. 50

— De l'éclairage au gaz, étudié au point de vue économique et administratif, spécialement de son action sur le corps de l'homme. *Paris*, 1844, in-18. 2 fr.

DESALLE (E.). Coup d'œil sur les révolutions de l'hygiène, ou Considérations sur l'histoire de cette science, et ses applications à la morale. *Paris*, 1825, in-8. 1 fr. 80

DESAYVRE. Étude sur les maladies des ouvriers de la manufacture d'armes de Châtellerault. 1856, in-8 de 116 pages. 2 fr. 50

DESLANDES. De l'onanisme et des autres abus vénériens considérés dans leurs rapports avec la santé. 1 vol. in-8. 7 fr.

DONNÉ. Conseils aux mères sur l'Allaitement et la manière d'élever les enfants nouveau-nés, 2e édit. *Paris*, 1846, in-18. 3 fr.

DUCHESNE. De la prostitution dans la ville d'Alger depuis la conquête. *Paris*, 1853, in-8. 4 fr.

DUGAT. Études sur le traité de médecine d'Aboudjafar Ah'mad, intitulé : *Zad Al Mocafir*, « La Provision du voyageur, » par G. Dugat, membre de la Société asiatique. *Paris*, 1853, in-8 de 64 pages. 2 fr. 50

FAUCHER (J.-F.). Question d'hygiène et de salubrité des prisons, de la possibilité des travaux agricoles dans les maisons centrales et en particulier dans celle de Cadillac-sur-Garonne. *Paris*, 1853, in-8. 2 fr. 50

FEUCHTERSLEBEN (E. de). Hygiène de l'âme, traduit de l'allemand sur la *neuvième édition*, par Schlesinger-Rahier. *Paris*, 1853, in-12. 2 fr.

L'auteur a voulu, par une alliance de la morale et de l'hygiène, étudier, au point de vue pratique, l'influence de l'âme sur le corps humain et ses maladies. Exposé avec ordre et clarté, et empreint de cette douce philosophie morale qui caractérise les œuvres des penseurs allemands, cet ouvrage n'a pas d'analogue en France ; il sera lu et médité par toutes les classes de la société.

FITZ-PATRICK. Traité des avantages de l'équitation, considérée dans ses rapports avec la médecine. *Paris*, 1838, in-8. 2 fr. 50

FOISSAC. De la Météorologie dans ses rapports avec la science de l'homme et principalement la médecine et l'hygiène publique. *Paris*, 1854, 2 vol. in-8. 15 fr.

— De l'influence des climats sur l'homme. *Paris*, 1837, in-8. 6 fr.

FONSSAGRIVES. Traité d'hygiène navale, ou de l'Influence des conditions physiques et morales dans lesquelles l'homme de mer est appelé à vivre, et des moyens de conserver sa santé, par le docteur J.-B. Fonssagrives, professeur à l'École de médecine navale de Cherbourg. Paris, 1856, in-8 de 800 pages, illustré de 57 planches intercalées dans le texte. 10 fr.

FRÉGIER. Des classes dangereuses de la population dans les grandes villes, et des moyens de les rendre meilleures. Ouvrage couronné par l'Institut de France (Académie des sciences morales et politiques). *Paris*, 1840, 2 vol. in-8. 14 fr.

GARNIER et **HAREL**. Des falsifications des substances alimentaires et des moyens chimiques de les reconnaître. *Paris*, 1844, in-12 de 522 p. 4 fr. 50

HAUSSMANN (N.-V.). Des subsistances de la France ; du blutage et du rendement des farines, et de la composition du pain de munition. *Paris*, 1848, in-8 de 76 pages. 2 fr.

LACHAISE. Topographie médicale de Paris, ou Examen général des causes qui peuvent avoir une influence marquée sur la santé des habitants de cette ville, le caractère de leurs maladies et le choix des précautions hygiéniques qui leur sont applicables. Paris, 1822, in-8. 5 fr. 50

L'ÉCOLE DE SALERNE ou l'art de vivre longtemps. Aphorismes en vers latins et français, traduction nouvelle avec Commentaires, par le docteur Ch. Daremberg. Suivi DE LA SOBRIÉTÉ ET DE SES AVANTAGES, par L. Cornaro. Édition nouvelle accompagnée de notes. 1856, in-12.

LEPILEUR (A.). Mémoire sur les phénomènes physiologiques que l'on observe en s'élevant à une certaine hauteur dans les Alpes. *Paris*, 1845, in-8. 2 fr. 50

LEVY (Michel). Traité d'hygiène publique et privée. *Troisième édition* considérablement augmentée. *Paris*, 1856, 2 vol. in-8. 16 fr.

Cet ouvrage embrasse dans son ensemble toutes les notions positives, tous les résultats d'expérimentation, tous les documents qui se rapportent aux nombreuses et difficiles questions d'hygiène publique et privée. C'est un livre marqué au coin de l'observation, rempli d'idées et d'aperçus nouveaux, écrit avec cette élégance et cette pureté de style qui depuis longtemps ont placé l'auteur parmi les écrivains les plus distingués de l'époque actuelle.

LONDE (Ch.). Nouveaux Éléments d'hygiène. *Troisième édition*, entièrement refondue. *Paris*, 1847, 2 vol. in-8. 14 fr.

LUCAS (P.-R.). Traité philosophique et physiologique de l'hérédité naturelle dans les états de santé et de maladie du système nerveux, avec l'application méthodique des lois de la procréation au traitement général des affections dont elle est le principe. Ouvrage où la question est considérée dans ses rapports avec les lois primordiales, les théories de la génération, les causes déterminantes de la sexualité, les modifications acquises de la nature originelle des êtres, et les diverses formes de névropathie et d'aliénation mentale. *Paris*, 1847-1850, 2 forts vol. in-8. 16 fr.

MARCHAL (de Calvi). Des épidémies. Thèse présentée au concours pour la chaire d'hygiène à la Faculté de médecine de Paris. 1852. 1 vol. in-8. 3 fr.

MATHIEU. De la parole et du bégaiement, contenant des conseils utiles à tous les hommes pour perfectionner la faculté de parler, l'analyse du rhythme de la parole, puissant régulateur que personne n'avait encore expliqué, et une méthode infaillible pour la cure radicale du bégaiement. *Paris*, 1847, in-8. 2 fr. 50

MAYER. Des rapports conjugaux, considérés sous le triple point de vue de la population, de la santé et de la morale publique. *Deuxième édition*, revue et augmentée. *Paris*, 1851, in-8. 4 fr.

MARCHANT (E). De l'influence comparative du régime végétal et du régime animal sur le physique et le moral de l'homme, ouvrage récompensé par l'Académie nationale de médecine. *Paris*, 1849, in-8. 5 fr.

MÊLIER. De la santé des ouvriers employés dans les manufactures de tabac. *Paris*, 1845, in-8. 1 fr. 50

— Des marais salants. Rapport à l'Académie de médecine, fait sur la demande du ministre du commerce. *Paris*, 1847, in-4. de 100 pages, avec 4 planches gravées, 5 fr.

MONTFALCON et **POLINIÈRE**. Traité de la salubrité dans les grandes villes. *Paris*, 1846, in-8. 7 fr. 50

Dans un style clair et concis, et dans une série d'articles, dont chacun a trait à une question pratique parfaitement définie, MM. Montfalcon et Polinière passent successivement en revue : Les conditions hygiéniques générales dans lesquelles se trouvent les grands centres de population, l'air qu'on y respire, l'eau qu'on y puise, les lieux d'habitation, la construction des maisons, leur aménagement intérieur, la ventilation, l'éclairage et le chauffage des appartements; la disposition des rues, le pavage, les égouts, la voirie; les édifices publics (ateliers, fabriques, collèges, prisons, hôpitaux, casernes, églises, théâtres); les foyers spéciaux d'infections (cimetières, chantiers d'équarrissage, les abattoirs); les établissements insalubres, régis par une législation toute spéciale parfaitement indiquée et commentée ; la police des boissons, des aliments, et les falsifications des médicaments, etc. Cette énumération suffit pour faire comprendre l'importance de ce livre.

MONFALCON et **TERME**. Histoire des Enfants trouvés, par MM. Terme, président de l'administration des hôpitaux de Lyon, etc., et J.-B. Monfalcon, membre du conseil de salubrité, etc. Paris, 1840, 1 vol. in-8. 7 fr.

MOUCHON (E.). Dictionnaire de Bromatologie végétale exotique, contenant, en outre, de nombreux articles consacrés aux plantes indigènes dont on ignore ou néglige généralement les propriétés alimentaires, si utilement applicables aux besoins journaliers. *Paris*, 1848, in-8. 6 fr.

PARENT-DUCHATELET. De la Prostitution dans la ville de Paris, considérée sous les rapports de l'hygiène publique, de la morale et de l'administration, ouvrage appuyé de documents statistiques puisés dans les archives de la Préfecture de police. *Troisième édition*, complétée par de nouveaux documents jusqu'à ce jour par MM. Trebuchet et Poirat-Duval, chefs de bureau à la Préfecture de police ; suivie de l'Exposé des mesures hygiéniques et administratives employées contre la Prostitution dans les principales villes de l'Europe. Paris, 1856, 2 vol. in-8, avec cartes et tableaux.
— Recherches et considérations sur l'enlèvement et l'emploi des chevaux morts et sur la nécessité d'établir à Paris un clos central d'équarrissage, tant pour les avantages de la salubrité publique que pour ceux de l'industrie manufacturière de cette ville. *Paris*, 1827, in-4 avec 5 planches. 5 fr.
— Essai sur les cloaques ou égouts de la ville de Paris, envisagés sous le rapport de l'hygiène publique et de la topographie médicale de cette ville. Paris, 1824, in-8. 3 fr. 50
PASQUIER (A.). Essai médical sur les huîtres. *Paris*, 1818, in-8. 2 fr. 50
PATISSIER. Traité des maladies des Artisans et de celles qui résultent des diverses professions, d'après Ramazzini : ouvrage dans lequel on indique les précautions que doivent prendre, sous le rapport de la salubrité publique et particulière, les administrateurs, manufacturiers, fabricants, chefs d'atelier, artistes, et toutes les personnes qui exercent des professions insalubres. *Paris*, 1822, in-8, br. 7 fr.
PRICHARD (J.-C.). Histoire naturelle de l'Homme, comprenant des recherches sur l'influence des agents physiques et moraux, considérés comme cause des variétés qui distinguent entre elles les différentes Races humaines, traduit de l'anglais par F.-D. Roulin, sous-bibliothécaire de l'Institut de France. *Paris*, 1843. 2 vol. in-8, avec 90 fig. intercalées dans le texte, et 40 planches grav. et color. 20 fr.
PRUS (R.). Rapport à l'Académie nationale de médecine sur la Peste et les Quarantaines, fait au nom d'une commission, par le docteur Prus, accompagné de pièces et documents, et suivi de la discussion au sein de l'Académie. *Paris*, 1846, 1 vol. in-8. de 1050 pages. 10 fr.
RATIER (F.-S.). Nouvelle médecine domestique, contenant : 1° Traité d'hygiène générale ; 2° Traité des erreurs populaires ; 3° Manuel des premiers secours dans les cas d'accidents pressants ; 4° Traité de médecine pratique générale et spéciale ; 5° Formulaire pour la préparation et l'administration des médicaments : 6° Vocabulaire des termes techniques de médecine. *Paris*, 1825, 2 vol. in-8. 15 fr.
— Quelles sont les mesures de police médicale les plus propres à arrêter la propagation de la maladie vénérienne? Mémoire couronné par la Société de médecine de Bruxelles. *Paris*, 1836, in-8. 1 fr. 50
RENDU (A.). Etudes topographiques, médicales et agronomiques sur le Brésil. *Paris*, 1848, in-8. 4 fr.
— Etudes de l'homme dans l'état de santé et dans l'état de maladie. *Paris*, 1845, 2 vol. in-8. 15 fr.
RÉVEILLÉ-PARISE, Physiologie et Hygiène des hommes livrés aux travaux de l'esprit, ou Recherches sur le physique et le moral, les habitudes, les maladies et le régime des gens de lettres, artistes, hommes d'Etat, etc. *Quatrième édition* augmentée. *Paris*, 1843, 2 vol. in-8. 15 fr.
— Traité de la Vieillesse, hygiénique, médical et philosophique, ou Recherches sur l'état physiologique, les facultés morales, les maladies de l'âge avancé, et sur les moyens les plus sûrs, les mieux expérimentés, de soutenir et prolonger l'activité vitale à cette époque de l'existence. *Paris*, 1853, 1 vol. in-8 de 500 pages. 7 fr.
— Guide pratique des Goutteux et des Rhumatisants, ou Recherches sur les meilleures méthodes de traitement, curatives et préservatives, des maladies dont ils sont atteints. *Troisième édition. Paris*, 1847, in-8. 5 fr.

REVEILLÉ-PARISE. Mémoire sur l'existence et la cause organique du tempérament mélancolique, in-8.   1 fr. 25

— De l'assistance publique et médicale dans la campagne. *Paris*, 1850, in-8.   75 c.

ROCHARD. De l'Influence de la navigation et des pays chauds sur la marche de la Phthisie pulmonaire. *Ouvrage couronné par l'Académie impériale de médecine.* 1856, in-4.   4 fr.

ROUBAUD. Des hôpitaux au point de vue de leur origine et de leur utilité, des conditions hygiéniques qu'ils doivent présenter, et de leur administration. *Paris*, 1853, in-8.   3 fr.

SAINTE-MARIE. De l'huître, et de son usage comme aliment et comme remède. *Lyon*, 1827, in-8.   1 fr. 50

SAUREL (L.-J.). Essai sur la climatologie de Montevideo et de la république orientale de l'Uruguay. *Montpellier*, 1851, in-8 de 164 pages   2 fr. 50

SÉGUIN (Ed.). Traitement moral, hygiène et éducation des Idiots, et des autres Enfants arriérés ou retardés dans leur développement, agités de mouvements involontaires, débiles, muets, non sourds, bègues, etc. *Paris*, 1846, 1 vol. in-12 de 750 pages.   6 fr.

SIMON (Max). Hygiène du corps et de l'âme, ou Conseils sur la direction physique et morale de la vie, adressés aux ouvriers des villes et des campagnes. *Paris*, 1853, in-12 de 130 pages.   1 fr.

SIMON. Étude pratique rétrospective et comparée sur le traitement des épidémies au xviiie siècle. Appréciation des travaux et éloge de Lepecq de la Clôture, médecin épidémiographe de la Normandie, *ouvrage couronné par l'Académie impériale de Rouen.* Paris, 1854, in-8 de 332 pages.   5 fr.

STORMONT. Essai sur la topographie médicale de la côte occidentale d'Afrique, et particulièrement sur celle de la colonie de Sierra-Leone. *Paris*, 1822, in-4.   2 fr.

TARDIEU. Études hygiéniques sur la profession de mouleur en cuivre, pour servir à l'histoire des professions exposées aux poussières inorganiques. Paris, 1855, in-12.   1 fr. 25

— Étude hygiénique médico-légale sur la fabrication et l'emploi des allumettes chimiques. Paris, 1856, in-8.   1 fr. 25

TENORE (M.). Essai sur la géographie physique et botanique du royaume de Naples. *Naples*, 1827, 1 vol. in-8.   6 fr.

THÉVENOT. Traité des maladies des Européens dans les pays chauds, spécialement au Sénégal, ou Essai médico-hygiénique sur le sol, le climat et les maladies de cette partie de l'Afrique, publié par ordre du ministre de la marine. *Paris*, 1840, in-8.   6 fr.

TURCK. De la vieillesse étudiée comme maladie, et des moyens de la combattre, 2e édition. Paris, 1854, in-8 de 390 pages.   5 fr.

VERNOIS et **BECQUEREL.** Du Lait chez la Femme dans l'état de santé et de maladie. Mémoire suivi de nouvelles recherches sur la composition du lait chez la vache, la chèvre, la jument, la brebis et la chienne. *Paris*, 1853, in-8.   3 fr. 50

ZIMMERMANN. La Solitude considérée par rapport aux causes qui en font naître le goût, de ses inconvénients et de ses avantages pour les passions, l'imagination, l'esprit et le cœur, nouvelle traduction de l'allemand, par A.-J.-L. Jourdan. *Nouvelle édition augmentée d'une notice sur l'auteur.* *Paris*, 1840, 1 fort vol. in-8.   3 fr. 50

Personne n'a mieux écrit sur les avantages et les inconvénients de la solitude que le célèbre Zimmermann, tout son livre est empreint des pensées les plus généreuses. Un livre aussi fortement pensé ne peut manquer d'être recherché et d'autant qu'il est écrit avec ce charme particulier qui caractérise les productions de tous les penseurs mélancoliques.

Paris. — Imprimerie de L. MARTINET, rue Mignon, 2.

J.-B. BAILLIÈRE,

LIBRAIRE DE L'ACADÉMIE IMPÉRIALE DE MÉDECINE,
Rue Hautefeuille, 19, à Paris ;

A LONDRES, CHEZ H. BAILLIÈRE, 219, REGENT-STREET.
A New-York, chez H. Baillière, libraire, 290, Broadway.
A MADRID, CHEZ C. BAILLY-BAILLIÈRE, CALLE DEL PRINCIPE, 11.

Janvier 1855.

HISTOIRE NATURELLE
DES DROGUES SIMPLES

OU

COURS D'HISTOIRE NATURELLE

PROFESSÉ A L'ÉCOLE DE PHARMACIE DE PARIS,

Par N. J.-B. G. GUIBOURT,

Professeur titulaire de l'École de pharmacie de Paris, membre de l'Académie impériale de médecine.

QUATRIÈME ÉDITION, CORRIGÉE ET CONSIDÉRABLEMENT AUGMENTÉE,

ACCOMPAGNÉE DE PLUS DE 800 FIGURES INTERCALÉES DANS LE TEXTE.

4 vol. in-8. Prix : 30 fr.

Si depuis trente ans l'*Histoire naturelle des drogues* règne sans partage dans nos écoles, c'est que, dans chaque édition nouvelle, cet ouvrage est resté le tableau progressif et fidèle de l'état de nos connaissances en histoire naturelle pharmaceutique : aussi n'est-il pas un élève en pharmacie, qui ne le prenne pour guide dans ses études ; pas un pharmacien qui ne le médite et ne le consulte pour suivre les progrès de la science. Car ils le considèrent comme un ouvrage de première nécessité, puisque la grande exactitude apportée par l'auteur dans la description des drogues permet de distinguer les diverses espèces et variétés qui se rencontrent dans le commerce, ainsi que les falsifications qu'on leur fait subir. Un tel succès ne saurait étonner quand on songe que l'histoire naturelle pharmaceutique est pour M. Guibourt l'objet d'une étude et d'une préoccupation constantes.

Depuis qu'il a été appelé à professer l'histoire naturelle à l'école de pharmacie de Paris, M. Guibourt a senti que son livre devait être la représentation de son enseignement : aussi la *quatrième édition* a-t-elle reçu de profonds changements et est-elle éminemment supérieure aux précédentes.

L'*Histoire des minéraux* a reçu une extension considérable. Le *premier volume* tout entier est consacré à la *Minéralogie*, et forme un traité complet de cette science considérée dans ses applications aux arts et à la pharmacie.

La *Botanique* ou l'*Histoire des végétaux* est comprise dans les *deuxième* et *troisième volumes*.

Le *quatrième volume* comprend la *Zoologie* ou l'*Histoire des animaux* et de leurs produits ; il est terminé par une *table générale alphabétique* très étendue.

Nous aurions ici à signaler les nombreuses et importantes observations dont M. Guibourt a enrichi cette *quatrième édition*, et qu'il a recueillis, soit dans ses voyages, soit dans le cours des recherches auxquelles il ne cesse de se livrer avec une ardeur infatigable ; mais l'exactitude consciencieuse de ses descriptions, l'étendue et la variété de ses connaissances en histoire naturelle pharmaceutique, sont trop connues pour que quelques citations puissent ajouter à la confiance que son nom seul inspire.

Cependant nous devons signaler une addition extrêmement précieuse, qui, à elle seule, suffirait pour donner à cette quatrième édition une supériorité incontetable, et pour en faire un ouvrage véritablement nouveau : ce sont les

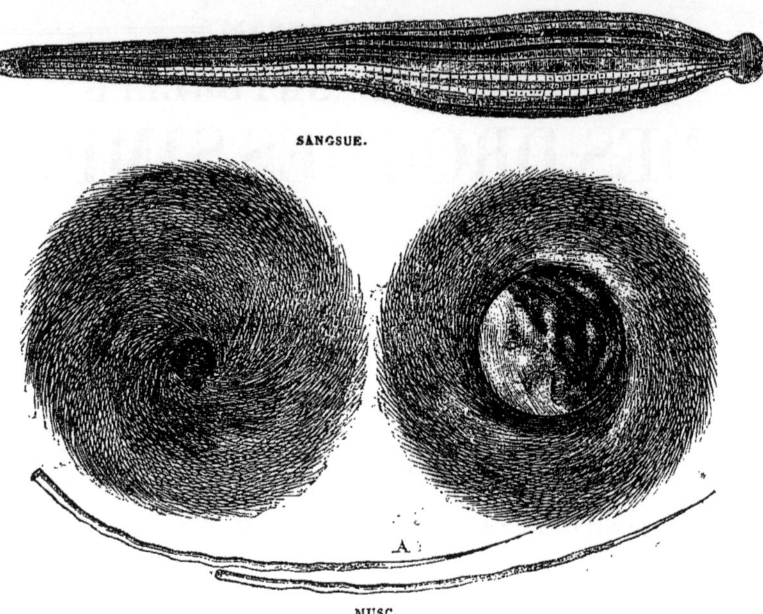

figures qui ont été intercalées dans le texte, au nombre de plus de 800. — Une partie de ces figures de minéraux, de végétaux et d'animaux ont été choisies dans les planches les plus estimées ; les autres, et c'est le plus grand nombre, sont entièrement nouvelles et faites d'après nature. L'on distinguera surtout les figures qui reproduisent des drogues officinales qu'il serait facile de confondre avec leurs analogues, ou qui se rapportent à quelques substances rares qu'une simple description n'aurait pu faire suffisamment connaître.

PHARMACOPÉE RAISONNÉE, ou Traité de pharmacie pratique et théorique, par HENRY et GUIBOURT. *Troisième édition* revue et augmentée par J.-B. GUIBOURT, professeur à l'École de pharmacie. Paris, 1847, in-8 de 800 pages à deux colonnes, avec 22 planches gravées. 8 fr.

MANUEL LÉGAL DES PHARMACIENS ET DES ÉLÈVES EN PHARMACIE, ou Recueil des lois, arrêtés, règlements et instructions concernant l'enseignement, les études et l'exercice de la pharmacie, et comprenant le Programme des cours de l'École de pharmacie de Paris, par N.-J.-B.-G. GUIBOURT, professeur-secrétaire de l'École de pharmacie de Paris, etc. Paris, 1852, 1 vol. in-12 de 230 pages. 2 fr.

Comme professeur et comme chargé de l'inspection des pharmacies dans le ressort de l'école de Paris, M. Guibourt a été à même de constater combien il serait utile aux élèves en pharmacie de connaître tous les règlements qui se rapportent à leur stage en pharmacie, à leurs études et à leur réception ; et aux pharmaciens de trouver réunies dans un petit volume toutes les lois ou décisions qui régissent l'exercice de leur profession, dégagé de tout ce qui leur est étranger.

Cet ouvrage est divisé en deux parties : la *première* pour les lois et règlements qui ont trait à l'administration des écoles de pharmacie, aux rapports des écoles avec les élèves et les pharmaciens exerçants ; là se trouve naturellement le *Programme des cours de l'École de pharmacie de Paris*, et, sous le titre de *Bibliothèque du Pharmacien*, l'indication des meilleurs ouvrages à consulter ; puis ce qui a rapport au service de santé des hôpitaux et à l'Académie nationale de médecine ; la *seconde partie* pour les lois et règlements qui se rapportent exclusivement à l'exercice de la pharmacie. Le tout accompagné de notes explicatives et de commentaires dont une longue expérience dans la pratique et dans l'enseignement ont fait sentir l'utilité.

Dans une *troisième partie* se trouvent résumés les *desiderata*, ou les améliorations généralement réclamées pour une nouvelle organisation de la pharmacie.

GLOSSOLOGIE BOTANIQUE, ou Vocabulaire donnant la définition des mots techniques usités dans l'enseignement. Appendice indispensable des livres élémentaires et des traités de botanique, par F. PLÉE, auteur des Types des familles des plantes de France. Paris, 1854, 1 vol. in-12.   1 fr. 25

TRAITÉ D'ÉLECTRICITÉ
THÉORIQUE ET APPLIQUÉE

PAR

A. DE LA RIVE,

Membre correspondant de l'Institut de France, professeur émérite de l'Académie de Genève.

Paris, 1854-1855, 3 vol. in-8, avec 450 fig. intercalées dans le texte.

Le tome 1er, in-8 de 600 pages, est en vente : 9 fr. — Le tome 2e paraîtra en janvier 1855.

Les nombreuses applications de l'électricité aux sciences et aux arts, les liens qui l'unissent à toutes les autres parties des sciences physiques ont rendu son étude indispensable au chimiste aussi bien qu'au physicien, au géologue autant qu'au physiologiste, à l'ingénieur comme au médecin : tous sont appelés à rencontrer l'électricité sur leur route, tous ont besoin de se familiariser avec son étude. Personne, mieux que M. de la Rive, dont le nom se rattache aux progrès de cette belle science, ne pouvait présenter l'exposition des connaissances acquises en électricité et de ses nombreuses applications aux sciences et aux arts.

ANNUAIRE DE CHIMIE

Comprenant les applications de cette science à la médecine et à la pharmacie, ou Répertoire des découvertes et des nouveaux travaux en chimie faits dans les diverses parties de l'Europe, par MM. E. MILLON, J. REISET, avec la collaboration de M. le docteur F. HOEFER, et de M. NICKLÈS.

Septième année,   1851. 1 vol. in-8 de 600 pages. — 7 fr. 50 c.

Sixième année,   1850. 1 vol. in-8 de 762 pages. — 7 fr. 50 c.

Cinquième année, 1849. 1 vol. in-8 de 630 pages. — 7 fr. 50 c.

Quatrième année, 1848. 1 vol. in-8 de 765 pages. — 7 fr. 50 c.

Troisième année, 1847. 1 vol. in-8 de 600 pages. — 7 fr. 50 c.

Deuxième année, 1846. 1 vol. in-8 de 900 pages. — 7 fr. 50 c.

Première année, 1845. 1 vol. in-8 de 660 pages. — 7 fr. 50 c.

Chaque volume de l'*Annuaire de chimie* contient l'analyse de plus de 400 mémoires, et l'impartialité de leur appréciation assure à ce livre un rang élevé dans la science ; c'est un ouvrage éminemment utile à toutes les personnes qui désirent se tenir au courant des découvertes les plus récentes de la chimie. Car, pour connaître le mouvement et les progrès opérés en chimie, pour en apprécier tous les détails, il n'est pas de publications que les travailleurs ne doivent interroger ; il leur faut consulter plus de vingt recueils, qui nécessitent non-seulement beaucoup de temps, mais la connaissance de plusieurs langues. L'*Annuaire de Chimie* présente une exposition complète de l'ensemble de tous les travaux dont la chimie fait l'objet, exécutés récemment en France ou à l'étranger.

Les indications où les auteurs ont puisé permettent toujours de recourir facilement à la source même ; mais ils espèrent que, dans le plus grand nombre des cas, leur analyse dispensera de toute recherche ultérieure. Afin de le rendre plus utile, on a joint, pour chaque année, deux tables, l'une par ordre de matières, l'autre par ordre alphabétique des noms de tous les auteurs dont les travaux sont insérés dans l'ouvrage.

TRAITÉ DE CHIMIE GÉNÉRALE ET EXPÉRIMENTALE, avec les applications aux arts, à la médecine et à la pharmacie, par A. BAUDRIMONT, professeur agrégé de chimie à la Faculté de médecine de Paris. Paris, 1844-1846, *ouvrage complet*, 2 vol. in-8, ensemble, 1560 pages, avec 260 figures intercalées dans le texte. 7 fr. 50

« Le choix des matières, le soin que j'ai pris à n'enregistrer que des faits authentiques et qui, pour la plupart, ont été vérifiés dans mes laboratoires, me donnent aussi la confiance que ce livre pourra être consulté par ceux qui, connaissant la chimie ou se livrant à ses applications, ont besoin de renseignements positifs. » (*Préface de l'auteur.*)

DU SUCRE ET DE SA FABRICATION, par A. BAUDRIMONT, suivi d'un précis de la législation qui régit cette industrie, par A. TRÉBUCHET. Paris, 1841, in-8, avec 21 fig. 3 fr.

ÉLÉMENTS DE CHIMIE ORGANIQUE, comprenant les applications de cette science à la physiologie animale, par le docteur E. MILLON, professeur de chimie à l'hôpital militaire du Val-de-Grâce. Paris, 1845-1848, 2 forts vol. in-8. 15 fr.

Dans cet ouvrage, M. Millon a eu pour but de dégager dans le cours d'une exposition générale et méthodique des matières toute cette partie de la chimie organique qui prête un appui particulier à la pathologie et à la physiologie animale. C'est dans l'étude des métaux et des métalloïdes que l'on puise en chimie la définition des éléments. On se représente un élément par le fer, le plomb, le chlore ou le soufre. Les éléments organiques, le carbone, l'azote, l'hydrogène et l'oxygène, envisagés en eux-mêmes, ou bien dans leurs combinaisons les plus simples, révèlent des tendances d'affinité tout à fait spéciales. Ils offrent dans la partie la plus considérable de leur histoire un côté essentiellement organique qui montre d'avance, en quelque sorte, comment ils servent, malgré leur petit nombre, à la construction des êtres doués de la vie.

Dans la *première partie*, M. Millon applique ce point de vue au carbone, à l'azote, à l'eau, à l'ammoniaque et à quelques autres principes organiques d'une constitution peu complexe.

Dans ces substances simples, le jeu des affinités propres aux êtres organiques s'observe avec facilité, et les règles générales qui doivent s'appliquer à des substances nouvelles et presque innombrables, se trouvent rattachées, dès le début, à des corps qui se représentent incessamment et dont les propriétés physiques et chimiques deviennent bientôt familières.

La *deuxième partie* contient la classification ; elle comprend deux grandes divisions, dont l'une se compose des principes organiques contenus dans les aliments, dans les tissus et les fluides animaux ; ce sont les aliments proprement dits. L'autre est consacrée aux principes de nature et de distinction essentiellement végétale : ce sont les substances végétales proprement dites qui renferment tous les médicaments. Il suffit de nommer l'albumine, la fibrine, le gluten, les corps gras de toute nature, l'amidon et le sucre, pour donner une idée des substances qui appartiennent à la première division. Les résines, les essences, le tannin, les acides et alcalis végétaux les matières colorantes, représentent très bien les substances végétales proprement dites.

La *troisième partie* comprend l'examen des êtres organisés, tels qu'ils se présentent durant la vie ou bien lorsque la vie les abandonne. C'est là que se trouve l'application de la chimie aux phénomènes physiologiques.

ÉTUDES DE CHIMIE ORGANIQUE, faites en vue des applications physiologiques et médicales, par E. MILLON. Lille, 1849, in-8 de 100 pages, avec 3 planches. 2 fr. 50

DES PHÉNOMÈNES QUI SE PRODUISENT AU CONTACT DE L'EAU ET DU BLÉ, et de leurs conséquences industrielles, par E. MILLON. Paris, 1854, in-8, 1 fr. 50

RECHERCHES CHIMIQUES SUR LE MERCURE et sur les constitutions salines, par E. MILLON. Paris, 1846, in-8. 2 fr. 50

NOMENCLATURES ET CLASSIFICATIONS CHIMIQUES, suivies d'un **LEXIQUE** historique et synonymique comprenant les noms anciens, les formules, les noms nouveaux, le nom de l'auteur et la date de la découverte des principaux produits de la chimie, par le docteur Ferd. HOEFER. Paris, 1845, 1 vol. in-12, avec tableaux. 3 fr.

TRAITÉ DE CHIMIE ORGANIQUE, par Th. GRAHAM, professeur de chimie à l'Université de Londres, traduit de l'anglais par E. MATHIEU-PLESSY, préparateur de chimie. Paris, 1843, in-8 avec figures. 7 fr.

MANUEL POUR L'ANALYSE DES SUBSTANCES ORGANIQUES, par G. Liebig, professeur de chimie à l'Université de Giessen, traduit de l'allemand par A.-J.-L. Jourdan, suivi de l'*Examen critique des procédés et des résultats de l'analyse élémentaire des corps organiques*, par F.-V. Raspail. Paris, 1838, in-8, fig.   3 fr. 50 c.

PHARMACOPÉE DE MONTPELLIER, ou Traité spécial de pharmacie dans lequel on s'occupe de préparations pharmaceutiques, en les considérant au point de vue scientifique ou philosophique et au point de vue manuel ou pratique, et dans lequel on fait ressortir tout ce qui se rattache à l'art de rendre les médicaments agréables ; terminé par un formulaire de médicaments non répugnants et agréables, par J.-P. Gay, professeur à l'Ecole de pharmacie de Montpellier. Montpellier, 1845-1848. 3 vol. in-8.   22 fr.

CODEX DES MÉDICAMENTS HOMOEOPATHIQUES, ou Pharmacopée pratique et raisonnée à l'usage des médecins et des pharmaciens, par George-P.-F. Weber, pharmacien homœopathe. Paris, 1854 ; un beau vol. in-12 de 440 p. 6 fr.

NOUVEAU SYSTÈME DE CHIMIE ORGANIQUE, fondé sur de nouvelles méthodes d'observations, précédé d'un Traité complet sur l'art d'observer et de manipuler en grand et en petit dans le laboratoire et sur le porte-objet du microscope, par F.-V. Raspail. *Deuxième édition, entièrement refondue,* accompagnée d'un atlas in-4 de 20 planches de figures dessinées d'après nature, gravées avec le plus grand soin. Paris, 1838. 3 forts volumes in-8 et atlas in-4.   30 fr.

INTRODUCTION A L'ÉTUDE DE LA CHIMIE MOLÉCULAIRE, par Persoz, professeur de chimie à la Faculté des sciences de Strasbourg. Paris, 1839, 1 fort volume in-8.   12 fr.

ÉLÉMENTS DE CHIMIE, par Mitscherlich, traduit de l'allemand par Valerius, 1835-1837, 3 volumes in-8.   21 fr. 50 c.

PRINCIPES ÉLÉMENTAIRES DE PHARMACEUTIQUE, ou Exposition du système des connaissances relatives à l'art du pharmacien, par P.-A. Cap, membre de la Société de pharmacie de Paris. Paris, 1837, in 8.   6 fr. 50

PHARMACOPÉE UNIVERSELLE, ou Conspectus des pharmacopées d'Amsterdam, Anvers, Dublin, Édimbourg, Ferrare, Genève, Grèce, Hambourg, Londres, Oldembourg, Parme, Sleswig, Strasbourg, Turin, Wurtzbourg ; américaine, autrichienne, batave, belge, danoise, espagnole, finlandaise, française, hanovrienne, hessoise, polonaise, portugaise, prussienne, russe, sarde, saxonne, suédoise et wurtembergeoise ; des dispensaires de Brunswick, de Fulde, de la Lippe et du Palatinat ; des pharmacopées militaires de Danemark, de France, de Prusse et de Wurtzbourg ; des formulaires et pharmacopées d'Ammon, Augustin, Béral, Bories, Brera, Brugnatelli, Cadet de Gassicourt, Cottereau, Cox, Ellis, Foy, Giordano, Guibourt, Hufeland, Magendie, Phœbus, Piderit, Pierquin, Radius, Ratier, Saunders, Schubarth, Sainte-Marie, Soubeiran, Spielmann, Swediaur, Taddei et Van Mons ; ouvrage contenant les caractères essentiels et la synonymie de toutes les substances citées dans ces recueils, avec l'indication, à chaque préparation, de ceux qui l'ont adoptée, des procédés divers recommandés pour l'exécuter, des variantes qu'elle présente dans différents formulaires, des noms officinaux sous lesquels on la distingue dans divers pays, et des doses auxquelles on l'administre, par A.-J.-L. Jourdan, membre de l'Académie nationale de médecine. *Deuxième édition, entièrement refondue* et considérablement augmentée. *précédée de tableaux présentant la concordance des divers poids médicinaux de l'Europe entre eux et avec le système décimal.* Paris, 1840, 2 forts vol. in-8 de chacun 800 pages, à deux colonnes.   25 fr.

DES FALSIFICATIONS DES SUBSTANCES ALIMENTAIRES et des moyens chimiques de les reconnaître, par M. J. Garnier et Ch. Harel, in-12 de 528 pages.   4 fr. 50

Cet ouvrage traite principalement des questions suivantes :
Des substances alimentaires à Paris, des falsifications du pain, des farines, des raisins et du vin, de la viande, du lait, du beurre, du sel, du vinaigre, du sucre, des huiles, du café, bonbons et liqueurs, du fromage, du miel, de la bière, du cidre, tapioca, chocolat, thé, vanille, huîtres, etc.

TRAITÉ DES MOYENS DE RECONNAITRE LES FALSIFICATIONS DES DROGUES simples et composées, et d'en constater le degré de pureté, par MM. Bussy et Boutron-Charlard, professeurs à l'école de pharmacie. Paris, 1829, in-8.   3 fr. 50

PHARMACOPÉE DE LONDRES, publiée par ordre du gouvernement, *en latin et en français.* Paris, 1837, in-18.   3 fr.

COURS DE PHARMACIE, leçons professées à l'École de pharmacie par L.-R. Lecanu, professeur à l'École de pharmacie, membre de l'Académie impériale de médecine et du conseil de salubrité. Paris, 1842, 2 vol. in-8.　　14 fr.

MONOGRAPHIE DE LA FAMILLE DES HIRUDINÉES, par M. Moquin-Tandon, professeur d'histoire naturelle à la Faculté des sciences de Toulouse. 2e édition considérablement augmentée. Paris, 1846; in-8 de 450 pages, avec atlas de 14 planches gravées et coloriées.　　15 fr.

Cet ouvrage intéresse tout à la fois les médecins, les pharmaciens et les naturalistes. Il est ainsi divisé : Histoire des espèces, anatomie et physiologie des hirudinées, de leur position dans les diverses classifications générales. — Descriptions des organes et des fonctions, systèmes cutané, locomoteur, sensitif, digestif; secrétoire, circulatoire, système reproducteur, symétrie des organes, durée de la vie et accroissement, habitations, stations. — Emploi des sangsues en médecine, pêche, conservation, multiplication, maladies, transport et commerce des sangsues, application et réapplication des sangsues. — Description de la famille des genres et des espèces d'hirudinées : hirudinées albioniennes, belliennes, siphoniennes, planériennes.

RECHERCHES SUR LA RUBÉFACTION DES EAUX et leur oxygénation par les animalcules et les algues, par Aug. et Ch. Morren, 1841, in-4 avec 7 planches coloriées.　　15 fr.

Cet ouvrage comprend : 1° Recherches physiologiques, botaniques, zoologiques et chimiques sur l'influence qu'exercent la lumière, les algues et les animalcules contenus dans les eaux stagnantes et courantes et sur la quantité et la qualité des gaz que celles-ci peuvent contenir. 2° Recherches sur la rubéfaction des eaux, suivies d'observations sur les animalcules. 3° Histoire du genre Hœmatococcus d'Agardh. 4° Histoire du genre Tessararthra d'Ehrenberg.

TREATISE ON THE FALSIFICATION OF FOOD, and the chemical means employed to detect them by J. Mitchell. London, 1848, in-12.　　8 fr.

MANUAL OF PRATICAL ASSAYING, intended for the use of metallurgists, captains of mines, and assayers in general, by J. Mitchell. London, 1854, in-8, avec 360 figures.　　27 fr.

AN INQUIRY INTO THE NATURE OF THE SIMPLE BODIES OF CHEMISTRY, by D. Low, professor of agriculture in the university of Edinburgh, second edition. London, 1848, in-8.　　13 fr. 50

HISTOIRE NATURELLE ET MÉDICALE DES CASSES, et particulièrement de la casse et des sénés employés en médecine, par le docteur Colladon. Montpellier, 1816, in-4, avec 19 planches.　　4 fr.

HISTOIRE NATURELLE DES QUINQUINAS, par H.-A. Weddell. Paris, 1849, 1 vol. in-folio accompagné d'une carte, et de 42 pl., dont 3 sont coloriées. 60 fr.

L'objet principal de cet ouvrage est de faire connaître d'une manière plus précise les différentes espèces de Quinquina que M. Weddell observa au Brésil, en Bolivie et au Pérou, durant une période de plusieurs années, comme voyageur du Muséum d'histoire naturelle. L'immense accroissement pris par le commerce des Quinquinas rendait nécessaire un travail à leur sujet. Traitant la question des Quinquinas, si importante et si obscure, après avoir parlé de leur exploitation, il donne une description complète et technique du type, de ses variétés. Il présente les notions les plus exactes sur son histoire, sur les travaux et les opinions dont elle a été l'objet, sur sa distribution géographique. Dans un chapitre important se trouvent appliquées et complétées les connaissances fournies par l'examen et l'énumération de toutes les écorces connues sous divers noms dans les pharmacopées, dans le commerce et sur les lieux mêmes, qui doivent se rapporter aux vrais Quinquinas, avec leur description détaillée et l'indication de celles par le mélange desquelles on les falsifie fréquemment, ou que l'on confond à tort avec elles. Cette description, pour laquelle la Botanique n'offre pas de caractères, ni de formules bien déterminés, présentait de grandes difficultés, elle a été faite avec toute l'exactitude et la clarté que comportait le sujet, et sera utilement consultée par ceux qui s'occupent de la matière médicale.

(Extrait du *Rapport fait à l'Académie des sciences*, par M. de Jussieu.)

PLANTES USUELLES DES BRASILIENS, par Aug. Saint-Hilaire, professeur de botanique à la Faculté des sciences de Paris, membre de l'Institut de France ; in-4, avec 70 planches.　　36 fr.

COLLECTION DE MÉMOIRES POUR SERVIR A L'HISTOIRE DU RÈGNE VÉGÉTAL, par A.-P. De Candolle. Paris, 1828-1838, dix parties en un volume in-4, avec 99 planches gravées.　　30 fr.

Cette importante publication, servant de complément à quelques parties du *Prodromus regni vegetabilis*, comprend :

1o Famille des Mélastomacées, avec 10 pl. — 2o Famille des Crassulacées, avec 13 pl. — 3o et 4o Familles des Onagraires et des Paronychiées, avec 9 pl. — 5o Famille des Ombellifères, avec 19 pl. — 6o Famille de Loranthacées, avec 12 pl. — 7o Famille des Valérianes, avec 4 pl. — 8o Famille des Cactées, avec 12 pl. — 9o et 10o Famille des Composés, avec 19 planches.

Chacun des six derniers mémoires se vend séparément.　　4 fr.

DICTIONNAIRE
DES
ANALYSES CHIMIQUES
OU
RÉPERTOIRE ALPHABÉTIQUE
DES ANALYSES
De tous les corps naturels et artificiels
DEPUIS L'ORIGINE DE LA CHIMIE JUSQU'A NOS JOURS,

AVEC L'INDICATION DES NOMS DES AUTEURS ET DES RECUEILS OU ELLES ONT ÉTÉ INSÉRÉES,

PAR MM.

VIOLETTE,	**ARCHAMBAULT,**
Commissaire des poudres et salpêtres, ancien élève de l'Ecole polytechnique.	Professeur au lycée Charlemagne.

2 forts volumes grand in-8 à 2 colonnes. Prix : 16 fr.

Lorsque les auteurs ont entrepris ce travail, l'on sentait depuis longtemps la nécessité d'un recueil qui contînt l'ensemble des analyses de toutes les substances que les savants et les industriels ont intérêt à bien connaître. Car, lors même qu'on aurait à sa disposition la collection des livres d'où MM. Violette et Archambault ont tiré les éléments du *Dictionnaire des analyses chimiques*, il sera toujours utile de trouver réunis dans un seul ouvrage tous les résultats des nombreux travaux qu'il faudrait consulter. Le titre de ce livre indique l'étendue de la tâche que les auteurs se sont imposée. Ils ont voulu que cet ouvrage pût servir non seulement aux hommes qui s'occupent de spéculations scientifiques, mais encore à tous ceux qui auraient besoin, dans la pratique, de connaître exactement la nature des matières sur lesquelles ils opèrent. Le naturaliste, l'ingénieur, le médecin, le pharmacien, le manufacturier, l'agriculteur, trouveront tous dans le *Dictionnaire des analyses chimiques* une masse considérable de documents qui les intéressent.

De la simple exposition de la méthode suivie par les auteurs dans l'exécution de leur travail, résultera pour le lecteur une indication suffisante de l'esprit qui a présidé à la composition de cet ouvrage. C'est ainsi que, quant aux principes immédiats et aux composés définitifs de la chimie minérale et de la chimie organique, ils ont pris pour base la nomenclature des traités les plus récents et les plus accrédités, publiés dans notre langue. Ils ont fait suivre le nom adopté pour chaque corps, d'une synonymie, d'où ils ont exclu seulement les noms tout à fait étrangers à la langue française, et mis chacun des noms synonymes à la place que lui assignait l'ordre alphabétique du Dictionnaire, avec un renvoi au nom qu'ils ont choisi pour le titre de la série des analyses relatives à ce corps. A côté du nom de chaque corps ils inscrivent son *équivalent rapporté à l'oxygène* et le symbole qui le représente. Souvent ils ajoutent quelques autres nombres spécifiques, tels que la densité, la température d'ébullition, etc.; enfin ils inscrivent à la suite toutes les analyses qui ont été faites du même corps, en suivant autant que possible l'ordre chronologique de leur publication, l'indication du nom de l'auteur de l'analyse, du recueil qui la contient, etc. Ces analyses en centièmes sont toujours accompagnées du calcul détaillé des équivalents.

Les chimistes apprécieront l'importance et la commodité d'un Dictionnaire qui renferme les faits constants relatifs à tous les composés, les formules qui les désignent, et les nombres au moyen desquels ces formules ont été établies. La série chronologique des analyses présente pour chaque corps une sorte de résumé historique où l'on pourra suivre les progrès de la science. Le naturaliste et le médecin trouveront dans ce livre les compositions des tissus d'animaux et de plantes, des produits de l'organisation dans l'état de santé et de maladie. Le géologue y trouvera les analyses des roches et des fossiles, dont l'ingénieur, à son tour, peut tirer un parti avantageux pour la connaissance des localités qu'il exploite ou des matériaux qu'il veut mettre en œuvre. Le fabricant de produits chimiques, le maître de forges, le teinturier, l'agriculteur, qui veulent marcher dans la voie du progrès, puiseront dans le *Dictionnaire des analyses chimiques* un grand nombre de renseignements utiles.

Les auteurs ont apporté dans la rédaction et la mise en ordre des nombreux matériaux qui devaient entrer dans la composition du *Dictionnaire des analyses chimiques*, tous les soins consciencieux, toute l'attention sévère dont ils étaient capables ; leur livre sera toujours consulté avec fruit.

PRÉCIS ÉLÉMENTAIRE DE PHYSIQUE, rédigé conformément aux programmes de l'enseignement dans les classes de troisième et de seconde (section des sciences), par P.-J. ARCHAMBAULT, professeur agrégé au lycée Charlemagne. — PREMIÈRE PARTIE, comprenant la *pesanteur*, l'*hydrostatique* et la *chaleur*. Paris, 1854; in-12, avec 93 figures intercalées dans le texte.　　　　　　　　　　　　　3 fr.

TRAITÉ DE CHIMIE ANATOMIQUE ET PHYSIOLOGIQUE NORMALE ET PATHOLOGIQUE, ou des Principes immédiats, normaux et morbides qui constituent le corps de l'homme et des mammifères, par MM. CH. ROBIN, docteur en médecine, docteur ès-sciences, professeur agrégé à la Faculté de médecine de Paris, et VERDEIL, docteur en médecine, chef des travaux chimiques de l'Institut national agronomique, professeur de chimie. Paris, 1853, 3 vol. in-8, avec atlas de 45 planches gravées, en partie coloriées.　　　　　　　　　　　　36 fr.

DU MICROSCOPE ET DES INJECTIONS dans leurs applications à l'anatomie et à la pathologie, suivi d'une classification des sciences fondamentales, de la biologie et de l'anatomie en particulier, par le docteur CH. ROBIN, professeur agrégé de la Faculté de médecine de Paris, Membre de la Société philomatique, etc. Paris, 1849, 1 vol. in-8 de 450 pages, avec 23 figures intercalées dans le texte et 4 planches gravées. 7 fr.

Paris. — Imprimerie de L. MARTINET, rue Mignon, 2.

NOUVELLES PUBLICATIONS CHEZ J.-B. BAILLIÈRE ET FILS.

LA MÉDECINE ET LES MÉDECINS, philosophie, doctrines, institutions, critiques, mœurs et biographies médicales, par Louis Peisse. Paris, 1857. 2 jolis volumes grand in-18 jésus........ .... 7 fr.

CODE MÉDICAL, ou Recueil des Lois, Décrets et Règlements sur l'étude, l'enseignement et l'exercice de la médecine civile et militaire en France, par Amédée Amette, secrétaire de la Faculté de médecine de Paris. *Deuxième édition*, revue et augmentée. Paris, 1855. 1 vol. in-12 de 470 pages... 4 fr.

> Ouvrage traitant des Droits et des Devoirs des Médecins. Il s'adresse à tous ceux qui étudient, enseignent ou exercent la médecine, et renferme dans un ordre méthodique toutes les dispositions législatives et réglementaires qui les concernent.

LE DÉMON DE SOCRATE, essai d'une application de la science psychologique à celle de l'histoire, par le docteur L.-F. Lélut, membre de l'Institut, médecin de l'hospice de la Salpêtrière, *nouvelle édition*, revue, corrigée et augmentée d'une Préface. Paris, 1856. 1 vol. in-18 de 340 pages. 3 fr. 50

DES SCIENCES OCCULTES, ou Essai sur la Magie, les Prodiges et les Miracles, par Eusèbe Salverte, *Troisième édition*, précédée d'une Introduction, par E. Littré, de l'Institut. Paris, 1856. 1 vol. grand in-8 de 600 pages. .... 7 fr. 50

ŒUVRES ANATOMIQUES, PHYSIOLOGIQUES ET MÉDICALES DE GALIEN, en partie traduites pour la première fois en français sur les textes imprimés et manuscrits. Précédées d'Études sur la vie, les écrits et la doctrine de Galien, accompagnées de Sommaires, de Notes, de Planches et d'une Table des matières, par le docteur Ch. Daremberg, bibliothécaire à la bibliothèque Mazarine. Paris, 1854-1858. 4 vol. grand in-8. Vol. 1 et 2. Prix de chaque vol...................... .... 10 fr.

> Les Tomes I et II contiennent : Que le bon médecin est philosophe. Exhortation à l'étude des arts. Que les mœurs de l'âme sont la conséquence des tempéraments du corps. Des habitudes. De l'utilité des parties du corps humain. Des facultés naturelles. Du mouvement des muscles. Des sectes aux étudiants. De la meilleure secte à Thrasybule. Des lieux affectés. De la méthode thérapeutique, à Glaucon.

ŒUVRES D'ORIBASE, texte grec, en grande partie inédit, collationné sur les manuscrits, traduit pour la première fois en français, avec une introduction, des notes, des tables et des planches ; par les docteurs Bussemaker et Daremberg. Paris, 1851-1858. Tome I à III. in-8 de 700 pages chacun. Prix du vol..... .... 12 fr.

DE LA PROSTITUTION DANS LA VILLE DE PARIS, considérée sous le rapport de l'hygiène publique, de la morale et de l'administration, ouvrage appuyé de documents statistiques puisés dans les Archives de la Préfecture de police, par le docteur A. J. B. Parent-Duchatelet. *Troisième édition, revue et corrigée, complétée par des Documents nouveaux et des Notes*, par MM. A. Trébuchet et Poirat-Duval, chefs de bureaux à la Préfecture de police, suivie d'un *Supplément* présentant l'Exposé statistique, hygiénique et administratif de l'état de la prostitution dans les principales grandes villes de l'Europe. Paris, 1857, 2 forts vol. in-8 de chacun 750 pages, avec Cartes et Tableaux. Le Supplément comprend les villes suivantes : Pour la France, Bordeaux, Brest, Lyon, Marseille, Nantes, Strasbourg. Pour l'Étranger, Alger, Berlin, Bruxelles, Copenhague, Christiania, Hambourg, la Hollande, l'Angleterre, l'Espagne, Turin, la Suisse.

PARIS. — IMP. SIMON RAÇON ET COMP. RUE D'ERFURTH, 1.

www.ingramcontent.com/pod-product-compliance
Ingram Content Group UK Ltd.
Pitfield, Milton Keynes, MK11 3LW, UK
UKHW020201130726
13696UKWH00002B/635